告然　著

急症室的福爾摩斯 III

醫生女兒要搗蛋

商務印書館

家庭中各成員以**愛**而行，

互諒互讓，定能融化一切矛盾和爭執，

一家人永遠開開心心地生活下去。

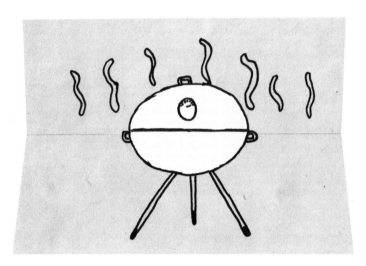

2023 年父親節前一天，小女兒送給我一張自己畫的父親節咭。她說這個燒烤爐，代表了這本書出現之前世界的模樣，平淡無奇……

責任編輯：林雪伶
裝幀設計：趙穎珊
排　　版：肖　霞
印　　務：龍寶祺

急症室的福爾摩斯 III —— 醫生女兒要搗蛋

作　　者：鍾浩然

出　　版：商務印書館（香港）有限公司
　　　　　香港筲箕灣耀興道 3 號東匯廣場 8 樓
　　　　　http://www.commercialpress.com.hk

發　　行：香港聯合書刊物流有限公司
　　　　　香港新界荃灣德士古道 220-248 號荃灣工業中心 16 樓

印　　刷：亨泰印刷有限公司
　　　　　香港柴灣利眾街 27 號德景工業大廈 10 樓

版　　次：2023 年 6 月第 1 版第 1 次印刷
　　　　　© 2023 商務印書館（香港）有限公司
　　　　　ISBN 978 962 07 6703 6
　　　　　Printed in Hong Kong

福爾摩斯盡訴心中情

「你是不是《急症室的福爾摩斯》作者鍾浩然?」

我看見他那對清朗果斷的眉毛、堅定果敢的眼神,不待他回答,幾可肯定眼前高我一寸、俊朗不凡的醫生就是鍾浩然。

聰明的讀者應該知道我在善意模仿此書作者的起筆,順道從頭說起。十年前,我的確以此與他打開話匣子,然後在緣份的安排下,成為非常投契的好朋友。醫學不離父子兵,出書不忘老友記,感謝他再一次把寫序的榮幸交給我。

鍾醫生相信醫學、文字的力量,並一直結合無間。我有幸先後為《急症室的福爾摩斯 II —— 守護生命的故事》及《愛與夢飛行 —— 飛行醫生工作紀實》作序言,深感其人其言,同樣充滿力量。

據知我寫序的兩本書都非常暢銷兼大獲好評,在此先戴好頭盔,既能緩解寫序壓力,又可避免讀者怪「序」於我。

序非正文,我喜孜孜地答應了,本只想看頭看尾就埋頭寫十分鐘,誰知看完目錄及第一篇〈前世今生〉後,便像看小說般

來了興味，忍不住要閱畢全書。結果，我虎年尾接到任務，兔年頭才完成，拖了兩年。他咯咯一笑，好像在說：「多謝你用了兩年的時間為我寫序」。我們且看這位福爾摩斯、醫生爸爸如何苦（虎）後吐（兔）真情！

言歸正傳。無論做什麼職業，到某個年紀，唱的多半是哀歌，聽的是唏噓的老歌，遍尋健康產品、靈丹妙藥。每到夜闌人靜，獨自嘆息垂淚。但認識鍾兄這十年，即使他也有很多不如意的時候，他都只會對朋友唱「足球小將」，並用信念、知識為朋友解決疑難。

我最初有點不解，不明白他為甚麼這樣待薄自己，後來一再看他的書，看他真誠地抒發所思所感，我就明白他的解藥不是「撲熱息痛」，而是文字和情感，來自他的兩位寶貝福娃，以及不斷鞭策他只能一直正向前方不得猶疑的賢妻（一笑）。鍾兄這本書告訴我們，父女情，家庭樂，夫妻相處之道，在在都是人生的核心，務必加以珍惜和維繫。

我非常喜歡這本書的書名，說來還有更深的緣份。當年我陪家人去急症室，初識鍾兄大名。更玄妙的是，第二天，我又在醫院的另一幢樓的電梯口巧遇鍾兄，雙方竟能同時認得對方，感覺已經像認識一段日子的朋友。他說女兒剛剛出生，要去看看她，一臉初為人父的喜悅。這位剛剛出生的女兒，就是書中那位很甜

很有智慧的大女兒。去年書展，他有個簽書會，那位在急症室、在飛行服務隊指揮若定的福爾摩斯，當看到兩個寶貝女兒突然現身支持的時候，他那慈父的笑容，擁着女兒拍照的情景，令一位無意中看到這畫面的「麻甩佬」也感動到眼濕濕。

鍾兄曾為拙著《新手爸爸心事 50 篇》寫序言（抱歉，有意無意間做了宣傳），他說：「這些都是人之常情，是父母希望對孩子們說的話，只是作者以他出眾的語文技巧，把一份人類常見的舐犢之情，寫得格外動人心弦、饒有趣味而已。」醫理，離不開情感，倘能如鍾兄所說，家人、朋友都能同情同感，一定是對抗疾厄的靈丹妙藥。

老友記，多謝您同時抒發「爸爸」的心聲，很有代表性。此書將一如以往大受歡迎，因為除了媽媽團的支持外，也贏得爸爸之友的擁戴。

我們以你為榮。

蒲葦

教育專欄作者，教參書編者，「文學中大」及香港書獎評審，
歷任聖保羅書院中國歷史及中文、文學科主任，
多次應邀主講閱讀及創作講座。

橫眉冷對千夫指
俯首甘為孺子牛

做醫生，是富有意義和挑戰性的工作；做作家，是能夠分享想法又能自我療癒的職業。做父母，尤其是兩個女兒的父母，是天下間最甜蜜窩心的恩賜。

以上三項，是我和鍾浩然醫生的共通之處。他寫《醫生女兒要搗蛋》，有誰比我更能理解箇中感受呢？

我所認識的急症專科鍾醫生、「急症室的福爾摩斯」系列裏的鍾神探，是個不折不扣的男子漢大丈夫 -- 理性而熱血，擅長運動，喜愛軍事、科學、推理、冒險和自由。他曾說過，最羨慕《水滸傳》梁山泊一百零八條好漢，肝膽相照、行俠仗義，不畏艱難險阻，為理想而生存。他若生於古代，必然是個大俠的材料；生於現代，就是個「鋼鐵直男」。

可是，當直男有了兩個嬌滴滴的掌上明珠，時而乖巧、時而淘氣、時而天真爛漫、時而溫柔懂事……女孩兒千變萬化的臉孔、彎彎曲曲的心思，即使是福爾摩斯也要束手無策！面對着前

世情人，英雄氣概登時化為繞指柔腸。「橫眉冷對千夫指，俯首甘為孺子牛」，這本書寫的，就是鍾醫生未為人知的另一面。

書中娓娓道來，並非醫生的育兒知識寶典，而是父女日常的瑣瑣碎碎，經常會發生在每個家庭的尋常小事，溫暖而幸福。好像一位快樂爸爸的日記，將生活一點兒一點兒記錄下來，以作日後珍貴回憶。

鍾醫生的文筆是沒話說的，清晰理智的思路背後，洋溢着洶湧澎湃的感情；把爸爸對女兒的愛與期望，恰到好處地勾畫出來，使同為人父母的讀者，打從心底產生共鳴。

許媽醫生

病理學專科醫生，親子專欄、兒童圖書作家，兩個女兒的媽媽。
著有《徘徊生死血肉文字間》、《醫生新手媽》系列、
《醫生媽媽的時間管理術》等。

目錄

Chapter 1 大哭的寶寶

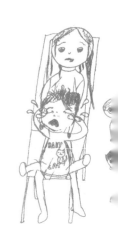

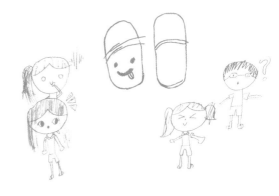

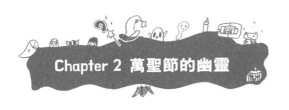

Chapter 2 萬聖節的幽靈

Chapter 3 難以捉摸的朋友

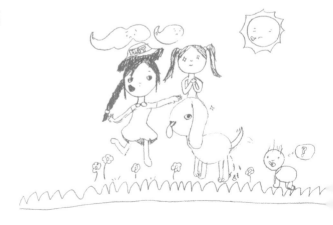

前世今生

　　滑鐵盧灣區旅館（Waterloo Bay Hotel）並不是甚麼豪華的酒店，只是一間其貌不揚的汽車旅館，坐落在澳洲布里斯班近郊一個名為溫納姆（Wynnum）的小鎮。如果當年不是要到布里斯班，修讀一個由政府飛行服務隊（GFS）資助的短期航空醫學課程，我也不會在那兒住上三四天。那時候，我仍是政府飛行服務隊的飛行醫生。

　　整座建築物樓高兩層，外形頗為古雅，估計已有數十年的歷史，是典型的澳洲鄉郊廉價汽車旅館。四周都是民居，鮮見高樓大廈，草地嫩綠，樹影婆娑，一片閒適安逸的景象。旅館設有餐廳和一個小型賭場，我從來沒有賭博的嗜好，所以在老虎機前消磨了十多分鐘後，就因捨不得輸掉了的兩三澳元而決絕地離開了那個房間。旅館旁是一個可停靠十多輛汽車的停車場，正好讓我把租來的日產 Tiida 牌小房車停在那裏。在為期三天的課程中，我需要每天駕駛那輛房車，前往位於布里斯班河邊上的「昆士蘭緊急服務綜合學院」，在那兒接受理論教學和模擬訓練，也要到布里斯班機場附近的「皇家飛行醫生服務」基地參觀。從旅館的正門往東步行不到八分鐘，就是大洋洲的岸邊，對開那片廣袤的海域叫摩頓灣（Moreton Bay）。

滑鐵盧灣區旅館的客房裝飾和陳設極為簡陋，若果不是為了便宜和交通尚算方便的原因，我也不會選擇在那兒歇宿。然而，就是這麼一間沒有甚麼值得稱道的客棧，卻成為我一生中住過最重要的一間旅店，對整個人生極具意義和紀念價值。以後每次和家人到訪布里斯班附近的城市，我都會驅車把她們送返故地重遊，向她們介紹我租住的那間客房的位置，在餐廳吃飯，並興致勃勃地講述這所旅館和她們之間的特殊關係。

到了當地的第二個晚上，在我躺在客房的睡床上將要入眠之際，手提電話突然響起了短訊的通知鈴聲。我拿起擱在一邊的電話，漫不經心地打開來看，竟出乎意料地看到一句簡短得不能再短，卻足以改變人生走向的訊息。

你快要成為父親了。

那是多年前的 3 月 15 日，我在那間汽車旅館二樓的一個客房內，首次得知將為人父。這句簡單的話，令我既興奮、又擔憂。自此以後，我在人生的十字街頭踏上了另一條路途，生活將會完全改變，肩上也承擔了多一份責任，而我對如何走好這條路，可說是一竅不通。我只能誠惶誠恐，摸着石頭過河。

三年多之後，我特意從黃金海岸開了一個多小時車，帶太座

和兩名女兒第一次回到滑鐵盧灣區旅館。我像是旅館的公關職員一樣，興奮地為她們介紹酒店的每一個角落，但兩隻小鬼卻似乎並不太領情，只對餐廳後面的攀爬架表現出興趣，對我所說的每一句話都不願放在心上。大女兒完全不知道，在她還未來到這個世界之前，我就在那所不起眼的建築物內，和她開始建立起親密的關係。從此我們隔着太座的一層肚皮，形影不離地結伴同行，我感應得到她每一天的蛻變，也見證了她從小小細胞成長為胖寶寶的完整歷程。

在寫下全書第一個故事之時，我特意在電腦裏打開了一個大女兒出生前已製作好的簡報檔案。這個檔案圖文並茂，依時間次序記錄了大女兒還在媽媽肚裏的成長過程。由於當時是新手爸爸，對於如何當好一名父親毫無經驗，生怕遺忘了女兒呱呱落地前的成長點滴，所以一時心血來潮，以平常在醫學會議上作報告的技巧，綜合所有產前檢查的資料，完成了這個簡報檔案。現在重看這個檔案，驚覺自己不但做出了一個胚胎學報告，還在無意間勾勒出我和大女兒的前世今生。

我一頁一頁翻閱着簡報，嘴角露出了不經意的微笑。我看到的不只是文字描述和超聲波圖片，更是觸動心靈的生命證據。在她出生之前，儘管我沒法深情地撫摸她，但已能感應到她溫暖而脆弱的軀體，並且編織出兩顆靈魂之間愛的聯繫。

3 月 25 日，第一次在超聲波中看到大女兒的羊膜囊（Amniotic sac）。

4 月 3 日，首次看見大女兒的心跳。（那頁簡報附帶的超聲波圖片，清晰地顯示胚胎只有 0.8 厘米長。）

4 月 17 日，第一次分辨出大女兒的頭、手和腳等部分。胚胎已成長到 2.15 厘米長。

6 月 26 日，太座首次感覺到女兒在腹中踢她的肚子。

7 月 3 日，在診所做了結構超聲波檢測，首次看見女兒的三維容貌。在偏黃的光線中，她的臉活像一隻小狗子。女兒很活躍，不停地挪動手腳。

7 月 6 日，我把耳朵貼在太座的肚皮上，過了一會兒，彷彿聽到女兒在說話。我急不及待地向太座轉述了女兒的話：「爸爸、爸爸，不要再刺激媽媽。媽媽、媽媽，不要再拷打爸爸！」

她真善解人意，還未入世，就明白做丈夫的難處，將來一定是個好太座。

正當我看着這些簡報之際，兩個女兒走進了我的睡房。她們以前不知道有這個簡報的存在，於是我便趁機向兩隻小鬼解釋它的起源和意義，並字正腔圓地讀出每一頁的內容。大女兒獲悉自己曾經只有 0.8 厘米那麼細小之後，馬上在臉上掛起驚愕的神色，難以置信地一連重複了幾遍「What」！

我告訴她，我會把這個簡報的內容寫進新書之內，她隨即嘟

着嘴投訴起來，硬要説這侵害了她的私隱。我才不理這個指控，她當時尚未成為一個傳統意義上的人，至少還未拿到出生證明書，未能享受法律賦予她的權利，一切由我説了算。

人生的道路一定不會一帆風順，人生下來之前的道路也絕對不會平坦，大女兒的前世也曾經歷過一個小波折。

在女兒大約十多週的時候，我和太座曾到一所私營機構，如期進行超聲波檢查。完成檢查後，負責人説超聲波結果證實女兒有一個 1 毫米的小洞，位於左右心室之間，是一種叫「心室中膈缺損」（Ventricular septal defect，簡稱 VSD）的先天性心臟病。負責人繼續説，這可能和其他的基因問題有關，所以建議我們立即進行「羊膜穿刺術」（Amniocentesis），抽取羊水進行檢測，以排除基因變異的問題。手術的費用為一萬多元。

當時太座還躺在超聲波儀器旁的床上，聽到這個訊息之後，瞬間擔心得顫抖起來，我在她臉上看到焦慮和蒼白的神情。負責人站在一旁，面上沒有任何稱得上表情的東西，從表面難以猜到半點內心的反應，只是不停敦促我們盡快作出決定。

我心裏也十分着急，雖然我是醫生，但婦產科並非我的專業。我不了解那些基因問題的詳細情況，只知道手術有一定的風險，可導致流產，而那些所謂的基因錯誤卻沒有即時危險，所以心想是否應該押後決定，待掌握多些資料後再從長計議。然而，

一個行外人要向一名專業人士提出異議，需要無比的勇氣。

　　負責人似乎並不體恤我們的憂慮，一直木無表情地站在旁邊，等待我們作出決定。這迫使我要迅速轉動腦袋，從資料庫中尋找正確的答案。

　　根據我碩果僅存的胚胎學知識，懷孕早期胚胎出現「心室中膈缺損」是頗為普遍的現象。在大部分情況下，隨着胎兒繼續成長，左右心室之間的小洞會自行癒合，出生後心臟完全正常。當時那個小洞只有 1 毫米大，無論如何也稱不上嚴重，我相信很大機會會自行癒合。即使生下來仍有這種情況，也並不屬於嚴重的先天性心臟病，有很多方法可以解決，而且仍有機會在出生後自行癒合。因此，這個情況暫時不用太擔心，只需要持續觀察下去就可以。

　　至於與「心室中膈缺損」有關的基因變異，現在仍言之尚早。如果「心室中膈缺損」稍後自行閉合，也就沒有了這種關連。況且，超聲波除了檢測到「心室中膈缺損」的微小缺點外，其他一切正常，完全沒有結構上的問題，足以代表胎兒發育基本是正常的，即使真有基因錯誤的風險，機會也不會很大。最重要的是，在胚胎發育基本正常的情況下，即使「羊膜穿刺術」檢測出基因錯誤，我們也不會做終止懷孕手術，仍會照常把女兒生下來。那麼問題來了，我們何須多此一舉，進行一個令胎兒蒙受風險的檢測。

我鼓起勇氣，把我的決定說了出來。負責人貫徹始終，依然神情肅穆，臉上從沒洩露出一絲心裏的想法。

　　太座當年在公立和私營機構，都有接受定期的產前檢查。事後我和兩位婦產科主診醫生談及此事，她們都認為我所作的決定是明智和正確的，原因也和我思考的一樣。

　　大女兒生下來之後，身體一切正常，那個心臟裏的小洞早就癒合了，更沒有任何基因變異的情況。過了大約十年之後，我仍為當天所作的決定感到自豪，深感在女兒的前世，我已為保護她而孤軍奮戰，而且取得了最後的勝利。

　　前世種下的因，但願可以結出今生的果。冀望大女兒能夠領略爸爸對她的愛護，願意與我手牽手一直往前走，共同欣賞人生旅途的綺麗風光。

醫學小知識

產前檢查

婦女懷孕時進行定期的產前檢查（Antenatal check-up），是保障母子平安的重要途徑，不容錯過。

產前檢查既可盡早發現如妊娠糖尿（Gestational diabetes）、妊娠高血壓（Gestational hypertension）、妊娠劇吐症（Hyperemesis gravidarum）以及妊娠毒血症（Pre-eclampsia）等與孕婦相關的健康狀況，亦可及時找出如宮外孕（Ectopic pregnancy）、雙胞胎（Twin pregnancy）、流產（Miscarriage）、前置胎盤（Placenta praevia），以及各類先天性結構缺陷等與胎兒有關的問題。準確查找出這些問題，婦產科醫生才能適時作出相應的處理，盡可能降低母親和嬰兒在懷孕和分娩時的風險。

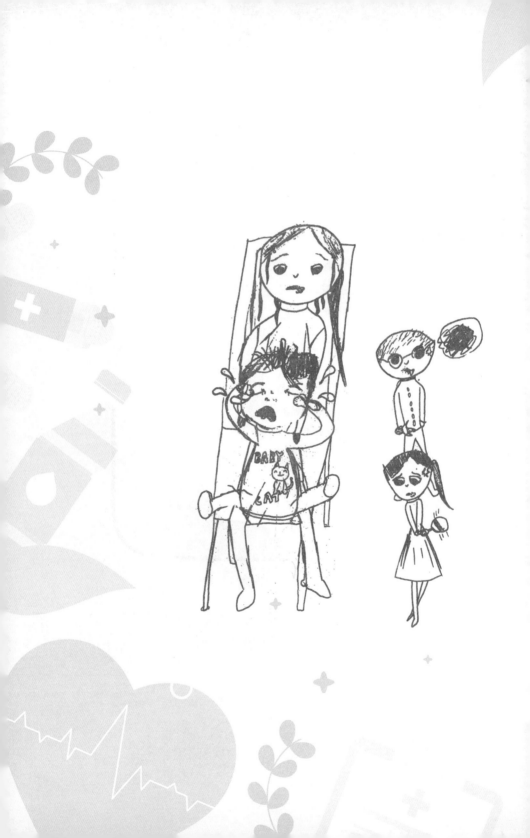

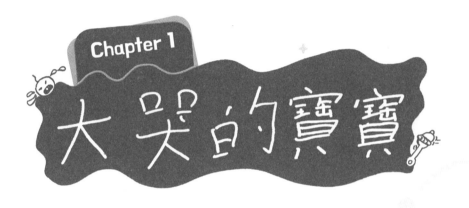

Chapter 1

大哭的寶寶

🍼 天賜的巧合

「爸爸，你的女兒要出生了！」

那是不足十年前一個冬天的晚上，我剛當完下午班。凌晨十二時左右，前腳才踏進家門，雙手捧着小腹的太座沒留給我把後腳合攏起來的機會，便迎面走了過來焦急地說。

這句話就像一根被燒紅了的鐵桿一樣，從那晚開始便把一段人生中最重要的訊息，深深地烙在我的心房之上，讓我一直緊記至今。相信在往後的一生，我也沒有可能把它的痕跡磨滅，哪怕只是一點點。

我看着太座些許扭曲的面容，和我之前看到過的產婦並無二致，便意會到大女兒連續聽了幾個月我們隔着肚皮跟她說的話，或許真的聽懂了我們的心聲，所以要趕在那個特殊的日子來和我們會合。

過了午夜十二時，剛好就是她娘親的生日。大女兒的預產期（Expected date of confinement，簡稱 EDC）並不是這一天，而

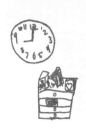

是在幾天之後。過去的幾個月，我和太座一直半開玩笑地說，如果大女兒能夠和她在同一天出生，那該有多美妙，絕對是上天對我們最優厚的賞賜。如果不預先安排進行剖腹生產手術（Lower segment Caesarean section，簡稱 LSCS），這種機會可說是絕無僅有，只有三百六十五分之一，過了那一天就不復存在。而且，懷孕期一般大約 40 週，如果不是在時間上銜接得上，很多嬰兒從懷孕第一天起，就已排除了和母親同一天出生的可能性。

我隨即扛起預早為分娩而收拾好的一袋物資，鎖上大門，在進入家門不足一兩分鐘後，便和太座重新踏上歸途。我小心翼翼地攙扶太座坐進她的小房車，然後迅速鑽進鄰座的駕駛席，旋即用力踏下油門，風馳電掣地趕回醫院。我自問擁有不錯的駕駛技術，而且往返醫院的路途已經走過不下數千次，但那晚沿途的心情都十分忐忑，生怕還未及趕回醫院，女兒就在車上嚎哭起來。我雖然在急症室裏曾為二十多名孕婦接生，實戰經驗比很多人豐富，但在車上狹小的空間卻真是英雄無用武之地，況且這次面對的是自己的女兒，那份壓力早就使我的心臟撲通撲通地亂跳起來。

安全抵達醫院，把太座送上產科的病房，我的心漸漸穩定了下來，才慢慢回復了理性。若要自然分娩，子宮頸（Cervix）必須先完全擴張，才能讓嬰兒的頭部和身軀通過產道出來。子宮頸原本是一個管狀物體，完全擴張後會形成一個直徑大約十厘米的

洞口，而初次分娩的產婦，子宮頸擴張的平均速度約為每小時一厘米，所以整個分娩過程一般持續十小時或以上。我回到家時，太座仍未有陣痛的感覺，哪會在不足一小時的行車途中誕下女兒，我只是在緊張和焦慮中暫時迷失了方向而已。這說明在壓力之下，醫生偶然也會犯錯。

太座經過婦產科醫生的檢查，判斷離誕下嬰兒為時尚早，我唯有先行回家休息。在公立醫院，子宮頸要擴張到五六厘米左右，產婦才會被送進產房待產，而丈夫也不能在病房陪伴左右。

一夜輾轉反側，難以入眠。第二天早上當上午班，一直工作到下午五點。下班之前接獲電話通知，說太座已被送進了產房，我可以前往產房陪伴。放下電話後，我在心裏簡單地盤算了一下，到午夜還有八小時左右，女兒應該趕得及在今天結束前來到這世界，我們那個可遇而不可求的夢想將要成真了，心裏不禁興奮歡騰了起來。

下班後急步走進產房，太座的情況看上去仍然平穩，遠未到即將要分娩的狀況。由於某些技術上的原因，麻醉科醫生仍未為她注射麻醉藥進行硬脊膜外腔麻醉（Epidural anesthesia）。這種麻醉方式是分娩常用的止痛方法，俗稱無痛分娩。我得悉這個情況後已心知不妙，敏銳地聯想到可怕的後果之後，額角即時暗暗滴下了汗水。太座是超級怕痛的人，而且性格剛烈，不失為女

中豪傑。正常情況下她是鍾師奶，但根據我的預測，不出三四小時之內她就會因陣痛而變成另一位姓哥的斯拉。恐怕在她變身之後，產房沒有一樣東西仍可保持完好無缺。

幸好麻醉科醫生不久就為她施行了硬脊膜外腔麻醉，成功阻止了世界末日的到來。隨着麻醉藥注入了硬脊膜外腔之後，雖然陣痛的感覺大幅減少，但卻換來另一個新的危機。腹部的痛楚紓緩以後，下半身的感知能力也同時減弱了，以致太座不能有效運用力氣把腹中的胎兒推出來。時間一分一秒地過去，生產的過程卻沒有重大進展，彷彿仍在原地踏步。時間拖得越久，對胎兒就越不利，風險也越高，我不禁開始緊張起來。奈何我甚麼也做不了，只能站在她的身旁為她打氣。

我們在公立醫院的主診醫生，是本地某著名大學醫學院的婦產科教授，也是我二十多年前的老師。她身居要職，工作繁忙，早已說過太座分娩時未必趕得及回來為她接生，可能要由下屬接手。所謂下屬也是婦產科裏的高級醫生，而她也竭盡了所能，為我們一家人而努力。

在千鈞一髮之間，教授完成了自己的工作，及時趕回了醫院，並帶着君臨天下的氣勢走進了產房。我在感受到她攝人的磁場之後，心情霎時間安定了下來。我知道女兒的命運已交託在最有能力和經驗的人手中，根本無需過份擔心。

教授迅速評估了情況之後，決定馬上以真空吸盤（Vacuum extraction）助產。根據我腦袋中有限的產科知識，我明白在自然分娩時若胎兒生產過程不太暢順，可以採用產鉗（Forceps）和真空吸盤兩種方式助產，兩種都有它自身的好處和缺點，而教授選擇了後者，我也完全信任她所作的決定。

教授敏捷地挪動着雙手，純熟地運用着真空吸盤，跟隨着太座肌肉收縮的節奏使勁拉動連接吸盤的鐵鏈。我站在太座身邊，不敢正視那吸盤一眼。雖然二十多年前當實習醫生的時候，我已在產房多次遇見使用真空吸盤助產的情況，但當這事發生在自己身上時，卻變成了一隻小鵪鶉。畢竟家人和病人是有分別的，心情絕對不可能一樣，此乃人之常情。我相信即使是百發百中的狙擊手，在遇到家人被手握利器的歹徒劫持時，那種巨大的壓力也會影響他的判斷和表現。

哇⋯⋯哇⋯⋯

產房裏突然傳出了嬰兒的哭聲，宛如天使的聲音般美妙。時空在剎那間彷如被凝固住了，塵世間的煩囂好像為這名女嬰的誕生而特意停頓了下來。我不能肯定是否看到一道溫柔的光線，從頭上穿越天花板灑落在床前，卻清楚聽見幾個小仙子在空中一面飛翔，一面歌唱。

「你想不想親自剪臍帶呢？」教授向我拋出一句欠缺抑揚頓

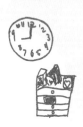

挫的話，但權威的臉上卻流露出半點含蓄的笑意。

「不了，還是妳來吧。我有點兒害怕。」我以顫抖的聲線，羞澀地回答了她的問題。

「有甚麼好害怕的！」教授的語氣依然是那麼平淡，讓我猜不透她究竟是跟我說笑，還是看不起我的怯懦。我希望她的內心不會責備眼前這名膽小平庸的學生。

我在急症室曾為二十多名產婦接生，剪臍帶的任務都是由我親自操刀的，可謂駕輕就熟。但不知怎的，我真不敢為女兒動手，唯恐出了任何意外，我會原諒不了自己。我想向教授解釋複雜的心情，但很快就把該說的話吞了回去。還是不要騷擾她了，她已經把最珍貴的禮物送給了我們，我們連說句衷心的感謝也來不及。

看着抱在太座懷中那個又胖又白的小寶寶，我的心中升起了一股無窮的喜悅。過去的幾個月，雖然不能直接看見她的容顏，但我一直感受到她確實的存在，而且每一天都能與她增進多一絲感情。今天，女兒衝破了最後一層隔膜，讓我終於昇華為一名父親，人生進入了另一個嶄新的階段。她註定是我的心肝寶貝，前世情人。

在太座剛懷孕的時候，我們還未知道小寶寶是男是女。經過一番思量，我們決定如果嬰兒是個男孩，他的英文名字就以我英

文名字的第一個字母起始。若然是個女的，她的英文名字就以太座英文名字的第一個字母為先。結果，大女兒的英文名字自然與她娘親共享了首個字母。決定了她的英文名字之後，便由我把英文名字的發音譯成一個有意義的中文名字。透過一番如破譯密碼般的操作，大女兒擁有了一個頗具哲學性的中文名字。

我俯首凝視着她細小而脆弱的面龐，口中不其然地反覆吐出了她的名字。那個名字，代表了我對她的期許。

從此以後，這天成為了我生命中兩個最重要女性的共同生日。為了報答這個天賜的巧合，我一直在心裏感謝上天對我家最深情的眷顧。

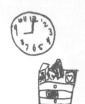

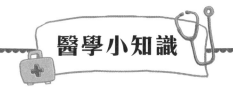

醫學小知識

分娩過程

醫學上，分娩過程可分為三個階段。

第一階段是指由開始臨盆，至子宮頸完全擴張到直徑十厘米闊的這個時段。視乎孕婦曾經自然分娩過的次數，第一階段可以歷時數小時至一兩天不等，首次自然分娩的孕婦通常需時較長。穿水（Leaking）、見紅（Show）和由子宮收縮（Uterine contraction）引起的陣痛等分娩跡象，均在這階段內出現。

第二階段是從第一階段結束，至到嬰兒經過產道（Birth canal）誕生出來的時段，需時一般在一小時之內。接受過硬脊膜外腔麻醉的孕婦，經常需要較長的時間。

第三階段指的是從嬰兒誕下，直至胎盤（Placenta）脫落及排出的時間。

贏在起跑線

　　和大女兒相比，二女兒的出生顯得平平無奇，既沒有在日子上與我們重疊，也不曾經歷產房中的危機，若有甚麼值得誇讚一下的話，那就只有一個快字。她的誕生過程特別的快。

　　二女兒的產前檢查結果全都正常，連大女兒曾被發現的那些輕微超聲波異常也沒有，所以太座懷她懷得很舒服，簡單的如雙腿水腫現象也欠奉。她在出生之前，就註定擁有善解人意和體貼的特質，而根據這幾年的觀察，她的性格和在娘親肚子裏的表現極為吻合。

　　預產期前一星期的一個下午，我在醫院裏工作，太座在超級市場購物，突然感覺肚子開始痛了起來。她估計可能將要分娩了，所以馬上到收銀處付錢離開。不幸的是，當天那條等待付錢的隊伍很長，等着等着，肚子就痛得越來越厲害，也越來越有規律。她確定那是由子宮收縮引起的陣痛，知道分娩的過程開始了。她明白自己曾有過一次自然分娩，第二次分娩的過程會比第一次快很多，但應該也至少需要幾個小時，於是在付完錢後，她

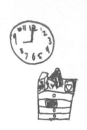

作出了一個現在看來極為冒險的決定。她選擇先駕車回家放下剛購買的物品，才乘坐出租車到醫院。

回到家後，太座才發現俗稱的「走佬袋」仍未備妥住院的物資。她唯有忍受着越來越頻密的陣痛，費力地把散落在家中不同角落的必需品放進袋裏。這對正常人來說不是一件難事，但對每幾分鐘就絞痛數十秒的產婦而言，卻是一種折磨，也耗費了好一段時間。

緊接下來的另一個情況，我真不知道該用「福無重至，禍不單行」，還是「禍兮福之所倚，福兮禍之所伏」來形容，才更為準確。「走佬袋」執拾妥當之後，太座面對的另一個難題，就是她無論如何打電話，也召喚不到出租車。在她的朋友眼中，太座本身也是一名女賽車手。平常她開着自己那輛低排氣量的小轎車，在馬路上左穿右插，逢車過車，把不少平治、寶馬、保時捷等名車遠遠甩在後頭。我也領教過不少她的造詣和技術，不時要把一隻手抓緊車門上的把手，口中還吞吞吐吐地勸勉她要慢一點，我們並不需要趕着投胎。從我們在新界的家到港島區醫院的距離，只有三十餘公里的路程。如果兩條隧道不塞車的話，三十分鐘之內她就可以完成賽事，但到了這天女兒真的趕着要投胎了，她卻痛得連車門也開不動。

太座情急之下向我來電，說明情況之後要求我立即驅車回

家，接她到醫院。我向部門申請了事假，便急不及待地駕車離開。車子才駛離醫院一兩個路口，又接到太座的電話，說已經上了的士。我連忙把車子開回醫院的停車場，然後推了一架輪椅，在醫院大門前等待她到來。

20 多分鐘之後，一輛鮮紅色的出租車驟然停在了我的跟前。我趕忙將三步換作兩步走，把坐在車廂後排座椅上的太座攙扶出來，坐穩在輪椅後，便馬不停蹄地推進產科病房。事後根據太座的憶述，她在上車時沒有告訴司機臨盆在即，但機警的司機在距離醫院還有七八分鐘路程時察覺了異樣，她才告訴司機已痛得實在忍不住了。司機聞訊大吃一驚，半安慰半賭氣地對她說：「妳為何不早點跟我說，我可以把油門一踩到底，不出 20 分鐘就能抵達！」

產房裏的護士按部就班地為太座辦理入院手續，順着次序逐一讀出既定的問題。

「妳過往有沒有甚麼嚴重的疾病？」

「有沒有抽煙和喝酒？」

「有沒有宗教信仰？」

「有沒有甚麼食物是不吃的？」

每回答一條問題，太座都要費上九牛二虎的氣力。看着她扭曲的面容和坐姿，我根據過往的經驗，預料孩子快要生下來了。我即時意識到急症科和婦產科的辦事方式，相隔着一道寬闊的壕溝，有極大的差異，於是我忍不住一口氣說出了那名護士該要填寫的資料。

「她一直 good past health，GxPyAz，一個胎，不是孖胎。LMP（最後一次經期）在某年某月某日，EDC（預產期）是某年某月某日。Antenatal uneventful（產前檢查順利）。過多小時前開始陣痛，還未穿水，還未見紅……」

如果硬要說我在小女兒的整個分娩過程中，曾作出過何種貢獻的話，我想就是上述那段衝口而出的讀白。我說完那段話不久之後，太座就被安置在附近的病床上進行檢查。

「已開了 8 度，病人要生了，快些送她到產房！」

太座躺上床還不足一兩分鐘，那名護士就匆忙地大叫起來，向其他職員求救。

我從經驗所知，早已料到頑皮的女兒正趕着出來，所以逼着我要盡快把有用的資料全說出來，以縮短文書的程序。只是我沒有機會為太座作檢查，無法準確說出已開了 8 度。8 度是指子宮頸已擴張至 8 厘米。當子宮頸擴張至 10 度，分娩的第一階段就

完結，繼而進入生產的第二階段，胎兒的頭就可以順着產道滑出來。正常來説，在隨後一小時內就可誕下嬰兒。

太座很快就被兩三名職員，七手八腳地推進了產房。年多前我在同一個地方，見證了大女兒的出生，但這次的感覺和上次完全是兩回事。教授這次如事先聲明一般，趕不及回來為太座接生，太座也根本沒有機會接受任何麻醉。現在我已沒法清晰回憶起產房裏的詳情，所有事情都彷彿化作過眼煙雲，只記得二女兒糊里糊塗地在半小時內就出來了。

按照之前夫婦二人約定的起名原則，女兒和媽媽的英文名字首字母必須相同，我把由那個首字母挑選出來的名字，從詩仙李白的《宣州謝朓樓餞別校書叔云》中，配對了發音相近的一個詞語作為中文名字。二女兒自出娘胎，身上就散發着中國古典文學的味道。

太座從在超級市場開始出現陣痛，到把二女兒生下來，整個過程只有三個小時左右，快得令我這個醫生爸爸感到驚奇。從那天下午三時多開始，我家多了一名最淘氣的成員，組成了令人羨慕的三女一男家庭組合。據説，由這種成員組合構成的家庭，是最幸福、最快樂的。

小女兒比很多人贏在了起跑線，但她在人生道路上能走多快、走多遠，就全看她自己的能耐和造化了。

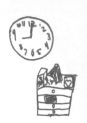

我願牽着妳的手

以後永遠一起走

無論世間的起跌有多難受

也會捍衛思想飛翔的自由

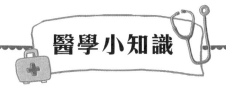

醫學小知識

孕婦

　　一名女性共懷過多少次孕，生過多少個孩子，有過多少次流產，在婦產學中以 GPA 三個英文字母表達。無論是產前檢查，還是分娩，或是普通的婦科檢查，婦產科醫生都必須了解這些最基本的資料。

　　G 是 gravida 的簡寫，是妊娠次數的意思。P 代表 parity（或 para），指懷孕到可存活胎齡的次數（包括一般生產或是死產）。A 指的是 abortus，顯示流產的次數，包括了自然流產和墮胎。

　　簡單而言，G4P2A1 這組字母和數字，代表一名孕婦共懷過 4 次孕，生過 2 個小孩，有過 1 次流產，而這次懷孕的嬰兒仍未出生。若嬰兒被正常生下來了，那組密碼就隨即變為 G4P3A1。

岳登霞

　　我相信大部分讀者在看到這個章節的標題時，都不會太明瞭所指何事，更無法猜得出這個章節的內容。中國文學底蘊深厚的讀者或會認為，這是作者登山看到艷麗的落霞後，有感而發書寫的一篇抒情文，與唐朝王勃名作《滕王閣序》中「落霞與孤鶩齊飛，秋水共長天一色」的意境，有異曲同工之妙。

　　如果真有讀者這樣想的話，那絕對是個美麗的誤會，我必定忍不住而發出會心微笑。岳登霞這三個字，不但與中國傳統文人墨客見景生情的意趣無關，即使有關，我也沒有那種高超的水平寫得出來。諷刺的是，這句現在看來頗有意境的話，只是大女兒在牙牙學語時毫無意識地從嘴角溜出來的發音，根本沒有承載任何意思。當我在幾年後洞悉了它隱藏的意境，即對大女兒的創作能力驚嘆不已。她在懂說話前竟已展現了驚人的中文寫作潛力，叫當父親的自愧不如。

　　「爸爸……爸爸……」

　　這是一段對我來說最珍貴的手機短片，也是我向太座和女兒

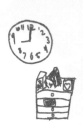

們展示得最頻密的視頻。短片是在大女兒約一年三個月大時，我親自用手機拍攝的。

大女兒小時候話説得比較遲，到了一年三個月仍不大會説爸爸和媽媽。我想盡了千方百計引導她説話，那天我又想出了一個餿主意。我先和大女兒緊靠着坐在床上，接着打開手機的後視鏡頭，把熒幕向着二人的臉，然後以誇張的表情緩慢地發出「Baba」這兩個音，希望讓她跟着我的口部動作，學習讀出這個最簡單的詞語。

拍完我發的兩個音後，我把後視鏡頭轉向身旁的大女兒。當時的她是個長得又白又胖的逗人寶寶，白裏透紅的臉龐脹得像個大草莓，佔據了整塊熒光屏的空間。

我的首次嘗試沒有得到任何回應，她只是微笑着半張開嘴巴，以好奇的目光緊盯着螢光屏中的自己。

我把鏡頭搖向自己，喚了一聲她的名字之後，又像小丑一樣以浮誇的表情説了一聲：「爸爸。」

我再次把鏡頭對準了她，希望她能給予心中祈求的反應。遺憾的是，她只是被自己趣緻的臉蛋吸引，但對跟着我説話一點興趣也沒有。

我再叫了一次她的名字，心想如果仍得不到她的配合，就會宣布這次戰術試探任務失敗。停頓了一兩秒之後，她意想不到地帶着可愛的神情，隨意吐出了驚天動地的三個字，文字的精簡洗練堪比初唐四傑之一的王勃。

　　「岳登霞！」

　　清脆精準的三個發音，雖然不足以令我明白她的想法，卻讓我重燃了成功的希望。

　　我立刻把鏡頭面向自己，再重複了一遍「爸爸」，然後趕忙把螢光屏對準女兒，期望下一個奇妙時刻的出現。

　　「爸爸。」

　　皇天不負有心人，耐心的嘗試終於換來了奇蹟的降臨。熒光幕上出現了我從未看到過的影像，大女兒生硬而吃力地運用兩邊面頰的肌肉，人生中首次從嘴巴準確吐出爸爸兩個字，臉龐上展現了兩個深陷的洞穴。

　　「太好了！學到了！爸爸！拍手，拍手！Clap hands，clap hands！」面對這突如其來的一幕，我興奮得像瘋了一樣，向着手機熒幕大喊起來。我説完後，還半信半疑地再試了一次：「爸爸。」

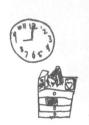

這次，她猶豫了三四秒，便以更準確的發音說出：「爸爸。」

「爸爸。」我還死心不息地再補上一句，希望確定那不是夢境，也不是自己的幻覺。

「爸爸。」胖得差不多把整片熒幕都擠滿的臉龐，這次以天籟般的清脆聲音吐出兩個字。說話的時候，她的臉上掛滿了甜美的笑容，兩邊面頰上的小洞更為明顯。

「太好了！學到了！我的女兒學懂說爸爸了！」

經過三次嘗試，我肯定自己的努力已化為實質的成果，並且為自創的教育方式感到無比驕傲和自豪。這個成就足以讓我在茶餘飯後的閒聊中，向親朋好友炫耀一生一世。

言語發展遲緩由多種原因構成，是一個跨專業的複雜學科，不是三言兩語就可以解釋清楚的。簡單而言，一個人若要作出適當的語言反應，首先需要正常的聽覺能力。耳朵把接收到的聲音轉化為神經信號，透過耳蝸神經（Cochlear nerve）傳到大腦的語言區域作出處理。腦細胞把接收到的神經信號解密，轉化為有意義的資訊。大腦語言中心再把這些資訊作出處理，組成用於回應的適當語句。這些經過編程的句子，再被轉化成神經信號，透過神經系統傳到面部、口腔、聲帶和肺部等器官的肌肉，指示這些器官作出協同反應。除此之外，心理、社交和情緒等問題，對

語言發展也有影響。可想而知，這個循環中的任何一個環節若在成長階段出現問題，都會導致兒童語言發展受阻。

到了一歲半至兩歲的時間，若小朋友與同齡孩子相比，出現較遲開始說話、發音不清晰或掌握詞語較少等情況，便可能有言語發展障礙的問題，父母應及早向兒科醫生求診，檢查清楚是否真有發展遲緩的狀況。若情況屬實，則需進一步找出背後成因，從而制定最合適的治療方案。在大部分情況下，言語治療師在評估和治療方面，都飾演一個重要的角色。

和大部分家長一樣，由於大女兒早年遲遲未開始正常說話，到了一年三個月仍不會說最簡單的爸爸，所以我也一度懷疑她有語言發展障礙，並曾把她帶到醫生朋友家中作評估，直至被認為沒有明顯問題，才稍為紓緩了不安的心情。

到了那個初春的中午，大女兒終於在我的引導下，首次說出了代表男性最偉大形象的名稱，讓我放下了一直懸在心中的巨石。從此之後，她說話的進展就一發不可收拾，不到幾年就成為了全家說話最多的人。她連珠炮發般提出的一連串問題，反倒經常讓我感到語言遲緩。

那段以手機拍攝的短片，在記錄她成長歷程的數百段短片中，被我特別歸類為「精選視頻」，並珍而重之地儲存於以此命名的電腦檔案之內。這個視頻不但對我很有紀念價值，兩名女兒

至今仍不時嚷着要我播放給她們看。

　　大女兒在學懂説爸爸之前，就以趣味盎然的文字證明自己是名天才，在中國文學方面天資聰穎，叫投身寫作事業十多年的爸爸深感汗顏。唯一美中不足的是，那也是她至今為止最好的作品，此後未再創作出更為驚人之語。希望她努力學習，在中文造詣上更上一層樓。

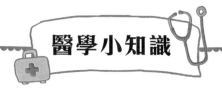

醫學小知識

失語症

　　一名本來語言正常的人，成年後也有可能出現失語症（Aphasia），最常見的原因是腦中風（Cardiovascular accident，簡稱 CVA）。

　　視乎大腦語言區域受損的位置，失語症有多種不同的表現方式，其中最具代表性的是「表達型失語症」（Expressive aphasia）及「接受型失語症」（Receptive aphasia）兩種。前者受影響的是大腦中的布若卡氏區（Broca's area），病人能夠理解別人說的話，但卻無法說出符合文法的流暢句子。後者是大腦中的韋尼克區（Wernicke area）神經損傷，與前者相反，病人無法理解別人說的話，自己卻能說出語法和速度都正常的句子，只是談話內容不具任何實質意義。

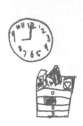

可憐天下父母心

　　我和太座從來沒有哮喘病，怎麼我的孩子卻患上這個病呢？一想到這裏，我不禁倒吸了一口涼氣，身體登時直冒冷汗。

　　那是十二月裏的一個暮冬清晨，一覺醒來，赫然看到剛滿一歲的大女兒氣喘吁吁地頹坐在我們的身旁，伴隨着嘈雜呼吸聲的是她那猶如一夜無眠的倦容。

　　女兒的嬰兒床就擺放在我們的床邊，我們把貼近床那邊的嬰兒床欄桿降了下去，把床板提到最高的位置，好讓她可以隨時爬到我們的床上。太座是個醒睡的人，也不擔心壓着她。她這個年紀仍要太座每晚夜裏起來照料一兩次，把兩張床調整到相同的水平高度，照顧起來比較方便。而且，她隨意爬到我們身邊，打破了床與床之間的物理隔膜，也確實加深了彼此的親切感。看着她像小熊貓一樣，一臉傻乎乎的笑容爬到我們身邊，時常把我們逗得不亦樂乎，也把睡房變成了笑聲處處的歡樂天地。

　　在我們的歡樂小天地中，我最喜歡和大女兒玩一個遊戲。那是我喚作「坐飛機」的遊戲。玩的時候，我躺在床上先以雙腳

支撐着她的兩條大腿，雙手抓着她的兩隻胳膊，然後四肢一起發力把她抬到空中，並且上下左右地搖擺。隨着她在空中自由地翱翔，我也不忘口中念念有詞：「Let's go up and down, up and down, left and right, left and right⋯⋯turbulence!」

每當説到氣流的時候，我就把她頭低腳高地猛然抬起，讓她在空氣中做出「倒豎蔥」的動作。每次來到這一刻，她不但沒有顯露出半點驚懼的表情，更會發出蓄勢已久的咯咯大笑。

後來妹妹出世後，我也和她玩上了這個遊戲，而她也像姐姐一樣樂此不疲。這個「坐飛機」遊戲，可説是我和兩名女兒其中一個獨有的共同回憶，因為媽媽沒有我那種高超的駕駛技術，所以從沒有機會和女兒踏上這種飛行旅程。

當她們漸漸長大，我又把這個遊戲加進了很多其他的元素。例如，我會虛構出一個飛去某地方的旅程，由買機票的一刻開始和她們進行對話，詢問她們想到哪裏，有多少人同行，購買了機票沒有，然後模擬機長在機艙裏説的話，要她們繫好安全帶，準備起飛。當飛機升空之後，我又模擬機艙服務員説話，問她們想喝甚麼，想吃甚麼，想不想買一件紀念品給爸爸。這樣一來，飛行的時間就越來越長了。

這個遊戲為我們的歡樂天地添加了不少歡聲笑語，也留下了無盡甜蜜回憶。隨着她們的身軀被時光的魔法變得越來越重，我

才發覺自己逐漸失去了幫助她們飛翔的能力，這個遊戲亦慢慢進入了歷史的濃霧之中。以後要飛起來，就得靠她們自己了，做爸爸的只能在地面為女兒們鼓掌和喝采。

但那天早上，睡房中的歡樂天地突然變成了放映驚慄影片的劇場。看着仍未太懂説話的女兒傻愣愣地盤腿坐在我們身邊，急速地使勁吸着大氣，我揉着惺忪的睡眼，一時間仍未完全分得開現實和夢境。當我回過神來，馬上就被她不尋常的呼吸狀況驚嚇住了。一想到她不知在那裏坐了多長時間，想喚醒爸爸媽媽又無法開口的情景，我就心如刀割，心裏更責備自己彷彿遺棄了女兒。

太座平常毫不體諒我的自尊心，經常埋怨我除了醫生和作家之外甚麼都不會幹，所做的都是對外的事，在家裏一點貢獻都沒有。驚魂甫定之後，我立刻意識到這次是我發揮作用的最佳時機。

雖然醫生的角色終於獲得了用武之地，但由於家裏沒有聽診器，我無法為可憐的女兒以正常方式檢查呼吸系統。情急智生之下，我本能地直接把耳朵貼到小公主的胸膛上聆聽她的呼吸聲，發現兩面的肺部都遍佈微弱的喘鳴（Wheeze）。那是細支氣管收窄後發出的獨特聲音，就像空氣吹過狹窄的管子所發出的高音聲響。在哮喘（Asthma）病發者身上，喘鳴是最典型的徵狀，也是幫助醫生作出診斷最簡單直接的線索。於是，在我腦海中產生的第一個印象就是女兒患上了哮喘病。

隨着片刻的惶恐被冷靜的理性分析逐漸驅散，我的心在悸動了十餘秒後便安頓下來，腦袋也在反覆推敲之中找到了正確的答案。小公主患的病不是哮喘，只是急性支氣管炎（Acute bronchiolitis）而已。

急性支氣管炎是一種十分常見的疾病，冬天是發病的主要季節，患者集中在兩歲以下的幼童，尤以一歲以下的嬰兒佔比更高。根據本地的醫學研究紀錄，1997 至 1999 兩年間，因該病入院的幼童佔公立醫院兒科病房住院人數的 5.05%，其規模可見一斑。

約 80% 的急性支氣管炎是由呼吸道合胞病毒（Respiratory syncytial virus，簡稱 RSV）引致的，是發病的最主要元兇。它的前期病徵和由其它病毒引起的上呼吸道感染（URTI）如出一轍，均為流涕、咳嗽和低燒等，我的小寶貝一樣也不缺。其後，當 RSV 引起的支氣管壁腫脹和痰液分泌導致呼吸道阻塞，氣促和喘鳴等相關症狀便會緊隨出現，症狀就如哮喘病發一樣。

雖然年幼的哮喘患者大都是由上呼吸道感染誘發哮喘復發的，以至兩種疾病的病徵極為相似，但透過對病歷的詳細分析也不難將二者區分開來。首先，急性支氣管炎是一種偶發性疾病，極少會反覆病發，而且患者年齡一般在兩歲以下。與此相反的是，哮喘病是一種慢性病疾，會週期性地復發，成年後仍有可能

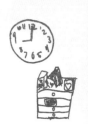

病發。正常來説，兩歲以下小童出現喘鳴的徵狀，醫生都不會作出哮喘的診斷。我的小公主是首次出現喘鳴的現象，況且年齡僅在一歲左右，單憑這個病歷已足以排除哮喘病的可能性，而與急性支氣管炎更為吻合。

一般而言，急性支氣管炎就如其它上呼吸道感染一樣，不需藥物治療也會自行痊癒，只有在特別嚴重的情況下才需住院觀察，接受諸如吸氧、腎上腺素霧化劑或支氣管擴張霧化劑等支援性治療。

即使身為急症室醫生，工作中經常遇到急性支氣管炎的病童，對診治該症堪稱經驗豐富，但當首次發現自己的骨肉出現問題時，我竟然也逃不過困擾其他父母的那些忐忑和焦慮。只能説，醫生專業非萬能，可憐天下父母心。

最終我沒有帶女兒到醫院求診，也並未給予任何藥物治療，只是在家中密切監察着病情發展。約十天後，小公主不藥而癒。自此以後，她再沒有出現過喘鳴徵狀。換句話説，她並沒有哮喘病，亦證實了我當天的診斷正確無誤。

這次之後，太座終於明白，除了「家有一老，如有一寶」這句至理名言之外，還有「家有丈夫是醫生，黑暗盡處有明燈」的道理。

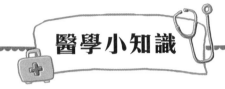

醫學小知識

哮喘和急性支氣管炎

　　除了哮喘和急性支氣管炎這兩個最主要的病因之外，還有其他不少原因可造成兒童出現喘鳴現象，較常見的包括敏感反應、各類呼吸道及肺部感染、睡眠窒息症、吸入異物、肺支氣管發育不全等等。無論由何種原因引起，若沒有適當藥物在身，家長應考慮及早帶小朋友前往求診。

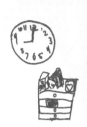

有「較」無「慮」

「你的女兒這樣會影響其他人，請你和她站到後面去。」

我無法相信自己的耳朵，這句難聽的話竟出自一個最不應該說這種話的人之口。我從來都不是一個記仇的人，但這句話在那個讓人尊敬的場合，由那個受人尊敬的人說出來之後，就一直迴盪在我的大腦之內，這幾年任由我想盡一切辦法，都無法從記憶中抹去。

用冷酷得令人毛骨悚然的語氣吐出這句話的人，是一名衣著端莊的中年女性。她擁有一個崇高的職業，古時曾被尊稱為夫子，現在統稱為老師。

那是很久以前發生的事，當時大女兒只有兩歲多一點。那天，我和太座帶她到一所知名的幼稚園進行面試。這所幼稚園有直屬的中小學部，提供一條龍的升學服務，所以頗受家長歡迎，競爭極為激烈。當天面試的小孩，只能由一名家長陪同，我之前也帶她進行過幾次面試，於是這次也順理成章由我負責，太座就在學校大門之外等候。

我拖着大女兒的小手，領着她從學校正門走進鳥語花香的廣闊校園，在工作人員指導下走上一棟校舍的二樓。我被帶進一個由課室臨時改成的等候室，大約八九名母親和她們的小孩已在那兒等候，身為一名父親，我在她們當中顯得格格不入。課室裏鴉雀無聲，所有人都是一對一對安靜地坐着，不難察覺空氣中凝固了緊張的氣氛。

　　走進教室還不到一分鐘，大女兒在毫無先兆下突然放聲大哭了起來，引來附近不少母親厭惡的目光。在那個時期，大女兒是個天真無邪的胖寶寶，哭對她來説不是一個慣常的選項，之前的幾次面試亦從沒有哭過。我被這個突如其來的舉動嚇得手足無措，本能地把她抱在懷中，忙亂之間説了一些現在看來十分笨拙的話，嘗試勸她停止哭鬧，但就連自己也對效果不抱任何期望。

　　擾攘了不到一分鐘之後，那名帶着一臉不悦神色的老師，無聲無息地走到我跟前，板起臉以不耐煩的語氣説了那一番話。我唯有無奈地依照她的指示，抱着女兒走到課室後面的飾櫃前，背對着大夥兒繼續安撫傷感的心。讓我覺得諷刺的是，那飾櫃內擺滿了林林總總的獎盃，彷彿在向我和女兒炫耀這所學校的優越，展示出類拔萃的證據。在座的那八九個母親看到這些獎盃，必然深信小孩若被取錄，自己的臉上會泛起耀眼的光彩。

　　即使面試仍有十多分鐘才開始，但我已料到大女兒一定不

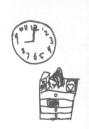

會獲取錄。一來她是年終才出生的寶寶，比同年的孩子小好幾個月，發育和能力及不上年長的同伴，競爭力比其他人差了一大截。本地的知名學府有太多選擇，具備足夠條件挑選最優秀的報考者，所以一般對歲末寶寶沒有多大興趣。另一方面，她今天的意外表現以及老師的反應，已提早宣告了落選的結局。

我對不獲取錄絕對毫無怨言，但心裏卻不禁浮起另一種想法。我無法接受一名以教育學童為己任的老師，在面對一名嚎哭的幼童時，不但沒有嘗試了解情況及作出安撫，還冷漠地要求父女二人站到老遠。我難以想像在這個華麗校園之內，平常是否容得下溫暖和愛。小朋友哭是正常不過的事，我在工作時也經常遇到大哭的孩子，但從沒有嘗試制止他們，或表現出不耐煩的神色。如果家長遇到一個對哭泣病童冷酷無情的醫生，不知他們心底有何感受。一葉落而知天下秋，一件小事已讓我領略到學校的教育理念。我親眼目睹了老師這樣對待小童，又安敢讓孩子在這裏上課？

在那一刻，我的心情就如窗外的萬里晴空，面試對我們已失去了意義。不是學校拒絕了我的女兒，而是我和女兒比他們更早拒絕了這裏。

於是，我作出了一生人最霸氣的決定。我抱着懷中的女兒從飾櫃前轉身，徑直走向課室的門口。經過老師身旁時，我用最適

當的聲線說了一句話，確保她能聽見，卻又不會影響其他人：「寶貝，我們走了，回家吃飯去，以後不用回來了。」

我頭也不回地離開課室，把幾對疑惑的目光留在背後。她們當中肯定有一些人會嘲笑，世上哪有這麼傻的家長，竟然主動放棄鯉躍龍門的機會。

下了樓梯沒多久，大女兒就不再哭了。在校門外等候的太座，遠遠看到我們這麼早就出來，大惑不解。我把詳情告訴她後，她也完全支持我的決定。

幾個星期之後，我和太座帶大女兒到另一所幼稚園參加面試。那是全港規模最大的國際學校辦學機構轄下的一所幼稚園，面試模式和之前參加過的有如天南地北，讓我無法不對其辦學理念擊節讚賞。有別於普通幼稚園，報考者和家長按次序坐到老師跟前，接受不同技能的評估和考核，那所學校讓七八個家庭同時坐在班房的不同位置，每個位置都擺放了玩具，負責評估的老師逐一走到每個家庭面前，只是觀察小孩和父母的互動，連一個簡單的指令也沒有發出過，即使有問題也主要向父母提出。

女兒見到那些玩具就已口水直流，只顧得意忘形地把玩，完全忘卻了坐在一旁的父母。當時她說話的能力仍不怎樣好，所以極少開口。過了一段時間，她受到附近一名外籍父親吸引，竟然離開自己的位置走到隔壁，愉快地和那人搭訕起來。

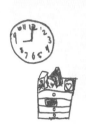

在這所空間顯得比較侷促的校舍裏，我真正感受到甚麼叫有教無類，而且對這個成語有了更深刻的體會。我見識過那個空曠校園的冰冷，有了比較，才沒有憂慮，這也許就是有「較」無「慮」這個改良用語的正確詮釋。

幸運的是，在所有的入學申請中，最終只有這一間取錄了大女兒。事實證明，她和妹妹都能在這所學校快樂地成長，無憂無慮地接受良好的教育。

我和太座在事後分析，大女兒那天突然痛哭起來，應該是因焦慮（Anxiety）而起的。無論成年人或小孩，均可能對某些場合、人物或事情感到緊張和焦慮，例如面對陌生人或不熟悉的場合。那天女兒可能由於媽媽不在身旁，又要面對一大群陌生人，而那個課室又安靜得有股詭異的氣氛，才會感覺到緊張和焦慮。

焦慮的醫學定義為「令人不悅的情緒狀態，可由輕微的心緒不寧及至極度的恐懼」。對於大部分人來說，緊張和焦慮的感覺一般是短暫的，並會隨着時間過去而消減。若焦慮的情緒長時間揮之不去，並誘發生理上的病徵，例如頭痛、頭暈、肌肉繃緊、心悸、呼吸困難、顫抖、口乾、多汗、腹痛等徵狀，因而影響日常生活、學習或社交，便有機會患上焦慮症（Anxiety disorder）這種精神科疾病。

焦慮症在兒童各種情緒和行為問題中，屬於較常見的一種，

而女童較男童更易患上焦慮症。常見於兒童及青少年的焦慮症，包括分離焦慮症（Separation anxiety disorder）、恐懼症（Panic disorder）、社交焦慮症（Social anxiety disorder）和廣泛性焦慮症（Generalized anxiety disorder）幾種。顧名思義，引致焦慮的原因，與該種焦慮症的名稱有關。焦慮主要是對將來未發生的事情有所擔憂，而恐懼則是指對即時危險所產生的緊張反應。廣泛性焦慮症的患者，經常因微不足道的小事而擔憂，與周遭的處境和人物沒有太大關係。

我的一名私家精神科醫生朋友曾對我說，每年九月開學之前，都有不少家長帶同子女到其診所求診。他們往往只詢問一條問題：究竟我的子女是否適合回校開學？

經過他的評估，原來真有不少學生是不適合在假期之後回校上課的，主要的原因是他們情緒不穩，返回學校後或有自殺的風險。由壓力引致的焦慮症和抑鬱症（Depression），是背後的常見原因。

獲悉這個令人震驚的訊息之後，我有好一段時間都難以相信，世間竟然有人是不適合回學校的，也暗自在心裏讚嘆當天的明智決定。假若我堅持進行面試，而運氣又倒霉透頂，女兒竟被那所學校取錄，她可能真有一天被我的朋友以焦慮為由，告誡切勿回到那個美麗的校園。

醫學小知識

焦慮症

　　焦慮症的治療方法，由焦慮症的種類和嚴重程度所決定。兒童焦慮症的常見治療方法有兩種，分別是心理治療和藥物治療，而前者主要針對思想、行為和生理反應三方面入手。

　　家長若懷疑子女長期過度焦慮，應及早向精神科醫生求診，從而獲取準確評估及適當治理。

大哭的寶寶

　　上一個故事提及了大女兒為數不多的一次哭鬧事件，在接下來的這一篇裏，我不得不說一下小女兒的橫蠻。與姐姐不同，她把哭鬧視為家常便飯，我們兩夫婦早在她兩三歲時，就已被她蹂躪得遍體鱗傷。

　　當她還是嬰兒的時候，就比姐姐難照顧得多。姐姐是個吃了就睡、醒了就吃的睡公主，三個月以後就已經斷了吃夜奶的習慣。她在晚上七時吃過一天最後的一次奶後，就一覺睡到第二天早上七點，讓媽媽得到充足的睡眠和休息。小女兒卻完全沒有姐姐對媽媽的那份體貼，到了三個月大時，才勉強減少到夜間每兩小時吃一次奶。如果娘親未能及時醒過來，又或者手腳慢了一點，沒有適時奉上果腹的食物，她就會馬上大哭起來。她要到了兩歲左右，才正式告別吃夜奶的習慣。在這兩年間，太座的辛勞我是完全感受得到的，因而無法不對她心懷感激。沒有太座的含辛茹苦，我相信小女兒活不到如今，而我在她夜裏的哭聲之中，恐怕在如今之前已活不成了。

在未懂以言語表達之前，小孩哭叫不外乎三種原因，餓了、尿片濕了、以及睏了但睡不着，而我家二小姐為了清楚表達自己的訴求，自然經常把這三種感受演繹得淋漓盡致。

到了能說話的階段，她對舊習慣依然戀戀不捨，絲毫沒有打算以一個較文明的方式行使表達自由，仍然不時以刺耳的哭聲挑戰我們的忍耐力。在我們為她拍攝的視頻中，有不少都是她哭鬧的片段，她以為用這種手段可以操弄父母，殊不知再無法為自己爭取任何福利，只能成為我們取笑的對象。

在我們記憶之中，她鬧得最兇的情況有兩次。一次是在她一歲半時，我們一家到澳洲的黃金海岸，與居住在那邊的小姨一同渡假。一天，我們外出遊玩完畢，由我駕車回旅館。不知怎的，小女兒從坐上汽車那一刻起，就開始哭了起來，途中無論兩個小姨如何安撫，她依然我行我素地鬧個不停。汽車穿越兩旁酒店和商場林立的街道，在旅館的地下停車場停了下來，眾人下車，她卻一屁股坐在地上，揮手踢腳地繼續嚎哭。我們拿她沒辦法，勸也勸不動，唯有假裝轉身離去。她偷望了我們的去向後，站是站起來了，腳步也向着我們移動，惟仍捨不得讓嗓子休息一下。這次史無前例的爆發，持續了差不多半小時，到現時我們對觸發的原因，依舊摸不着頭腦。她坐在地上發脾氣的樣子，被我們以手機拍攝了下來，每隔一段時間就拿來向她展示，而她對當時的瘋狂卻一直毫無悔意。

另外一次也是和旅行有關的，旅程完結後我們坐上了回航的班機，那時她還不太懂說話。當航機接近香港空域，機長在廣播系統宣布即將開始下降後，坐在我和太座之間的小女兒似乎對廣播產生了敏感反應，瞬間便開始了神一般的操作。她不斷放聲哭叫，一顆顆晶瑩的淚珠從雙眼擠了下來，在面頰上匯聚成兩條奔流的小溪。這次我估計是由於氣壓的改變，令她的耳朵感到不舒服，奈何我無法紓緩她的狀況。

　　機艙內的紛擾很快就引來附近乘客的關注目光，當然也夾雜了厭煩的喃喃自語。一些好心的乘客，主動向我們提出各種止哭的偏方，而沒有真知灼見的另一些人，則隔着幾排座椅的空間，要求我們盡快把她安頓下來。

　　我心裏想，如果說了就行的話，我早就把她安頓好了，但我了解小女兒抗干擾能力極強，無論我們出盡甚麼法寶，只要她不願意，所有努力最終都只會是徒勞。

　　約半小時後，客機安全降落在赤鱲角香港國際機場，並且穩穩停靠在上下機的接駁通道邊上，而她仍沒有放棄自己的堅持。我們為她解開安全帶，她就整個人躺在地板上，以手腳和背部在地毯上磨蹭起來。乘客一個一個如釋重負般在她身邊經過，我看到他們之中的一些人在搖頭。我為他們感到高興，畢竟逃離了機艙，外面就是世外桃源。

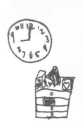

　由於早就看透了小女兒的性情，所以即使她在大庭廣眾發難，我們也懶得花氣力勸阻。儘管要受盡旁人冷眼，但我們已接受了小朋友哭鬧是正常的事，若有人真把厭惡的目光投射過來，我們也只能若無其事。畢竟，只要我們不尷尬，尷尬的就是別人。

　話雖如此，作為急症室醫生的我，心裏也知道小孩斷續而持久的哭叫背後，可能隱藏了某些嚴重的醫療狀況，不能掉以輕心。其中一個與大哭有關的最典型疾病，就是腸套疊（Intussusception）。

　腸套疊是指一段腸道套入了另一段腸道的一種病症，情況就如把單筒式望遠鏡收納起來時的那種摺疊狀態。從理論上來說，任何部位的腸道都可以套疊在一起，但實際上迴腸（Ileum）和結腸（Colon）的交匯處，是最常病發的位置。雖然這種疾病在任何年齡都可以發生，但在小孩身上較為常見，尤以 6 個月至 3 歲之間最為普遍。

　腸套疊是一個緊急醫療情況，因為套疊起來的腸道一方面會造成腸阻塞（Intestinal obstruction），同時也妨礙了通往患處的血液流通，從而導致該段腸道壞死。無論是腸阻塞或腸道壞死均會引致腸道破裂，並因細菌感染而最終造成腹膜炎（Peritonitis），足以致命。

　強烈的腹痛是腸套疊最常見的病徵，但對於 3 歲以下的小朋

友來說，要求他們清楚表達腹痛的情況無疑強人所難。因此，小孩斷斷續續的哭叫，反而成了這個病最典型的表現方式，被寫進了各種醫學教科書和文獻之中，以致所有醫生在遇到一名無故大哭的幼童時，都必定會聯想到這個可能性。除了哭鬧之外，由於腹痛難當，1歲以下嬰兒亦常會把雙腿屈曲起來緊貼胸部，亦成為了腸套疊的典型徵狀。其他病徵還包括嘔吐、血便、腹瀉及疲倦等，但都及不上大哭常見，不少患者也完全沒有這些跡象。

小女兒逐漸遠離那個危險的年齡區域，患上腸套疊的機會變得越來越低，我也不再擔心這個可能性。隨着年齡的增長，她似乎也明白到舊日的壞習慣是何等惱人，於是覺今是而昨非，現在即使偶然悲從中來，已懂得以飲泣代替嚎哭，把聲浪降到了家人可以接受的範圍。

對於她的進步，我在內心給予了充分的肯定和讚賞。她不但挽救了自己的父親，還為自己將來的幸福鋪平了道路。

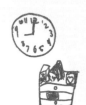

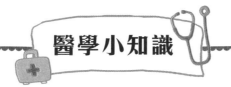

醫學小知識

腸套疊

　　被診斷為腸套疊的病人，須盡快把套進另一段腸裏的腸道拉出來，避免腸道壞死及破裂。這可透過使用灌腸劑（Enema）和手術兩種方式進行。醫生通常先嘗試灌腸劑的方法，因為不需要為小童進行麻醉，而且創傷性較小。灌腸劑的成功率有 60% 至 70%，如果未能成功，手術方式就是最後的手段。

🍼 高燒的迷思

「我本來是不想來急症室的。這裏的人太多，等候時間又太長，沒需要我才不來呢。我只是擔心孩子燒得太高，會燒壞了腦袋，所以無可奈何才帶他來看急症的！」

這些年來我最常聽到的一段振振有詞的自白，算得上是這段出自不少家長之口的責難，以至我的耳朵在承受這句豪言壯語時，頭顱也被那一張張既委屈又怨憤的面孔壓迫得抬不起來。在當今這個有理也説不清的社會，暫時閉嘴似乎是最理智的選擇。我相信時間有助看清迷霧背後的真相，人們他朝或會明白，一時的理直氣壯事實上卻可能脆弱得不堪一擊。

幼小的孩童患上發燒之症，可説是不能避免的事，每名小童都必定經歷過，醫生的子女也無法例外。大女兒兩歲左右，有一次連續發燒了七天，體溫雖然時高時低，但每天都總會觸及 39 攝氏度或以上。換着是普通父母，早在第一、二天就急得馬上把子女帶到診所或醫院，若是第二天仍未退燒，甚至會換過另一間多看一次，直至退燒為止。

　身為醫生，我深知發燒只是普通不過的情況，完全明白如何處理，自然不會隨波逐流。據我的觀察，大女兒雖然時有高燒，高燒時滿臉通紅，極為疲倦，但除此以外，她的整體狀態尚算令人滿意，維生指數正常平穩，絕非嚴重的情況。她雖然也有一點食慾不振，但沒有咳嗽、流涕、紅疹、嘔吐和肚瀉等常見的感染病徵，更沒有神智不清、呼吸困難或抽搐等危及性命的狀況，所以無需服用抗生素或特效藥，但要求立刻退燒也不太可能。儘管我無法知道她發燒的確實原因，但根據過往經驗，一般都是過濾性病毒感染引起的，需要一點時間才能痊癒，發燒四、五天並不罕見。

　於是，最初的幾天我只是在家中密切觀察她的狀況，給她服用撲熱息痛控制一下體溫。由於年紀太小的緣故，她說不清楚自己哪裏不舒服，我也唯有發揮忍耐力等候她自然好起來。或許她那幾天不時要吃撲熱息痛，以致日後一旦發起燒來，就會主動說要吃橙色的那種藥水，還說那種藥水很好味道，令我和太座啼笑皆非。

　一直到了第六天，她的狀態仍沒有多大變化，也沒有新的病徵出現，但體溫還是偶爾那麼高。我覺得發燒的時間比正常稍為長了一點，便帶她到醫院做了測試，證實是副甲型流感，心情頓時安定下來。副甲型流感是一種常見的過濾性病毒，不吃任何藥物也能自癒。知道了發燒的確實原因，臨床上她也沒有任何併發

症，我便放下了心頭大石。即使她仍高燒至 39 度以上，我仍信心滿滿地把她帶回家裏繼續觀察。

隔了一天，到了第七天，她的燒終於退了。這個病例清晰地顯示，面對發燒的小童，即使爸爸是醫生也急不來。甚麼時候退燒，不是醫生說了算的，而是要依據醫學的規律。

「發高燒會燒壞腦袋」是很多缺乏醫學常識人士的認知偏差，其實只是知其一而不知其二的謬誤。這句概括性的結論只說對了極小的一部分，在大部分情況下並不能反映真實的情況。

首先，兒童的新陳代謝比成年人高，所以兒童在發燒的時候，無論是由甚麼病因導致的，體溫一般都比患上相同疾病的成年人高。因此在成年人身上較為罕見的 39 度、40 度，對小童而言卻極為平常。而且，體溫跟病情的嚴重程度不是直接掛鉤的。發燒 40 度並不表示比 39 度嚴重，40 度也並不比 39 度更容易燒壞腦袋。而且體溫是不斷波動的，很多時候我們會遇到一種情況，兩小時前體溫是 39.5 度，現在再測量已降為 38 度，兩小時後又升高至 39 度。那甚麼時候病情是最嚴重的呢？難道病情在短短四小時內就由極嚴重變成不嚴重，又再次變為很嚴重嗎？病情嚴重與否，由引致發燒的病因、身體整體狀況和有否出現併發症等多項因素決定，

不少人都混淆了一些重要的醫學概念。發燒（Fever）只是一

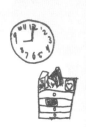

種病徵（Symptom），而不是病因（Aetiology）本身。導致發燒的原因多若天上繁星，常見的包括各種微生物感染（Infection）、自體免疫性疾病（Autoimmnue disease）、各類癌症（Malignancy）和藥物過敏（Drug allergy）等，尤以微生物感染最為普遍。各類微生物感染均可引致發燒，當中大部分是由可自行痊癒的病毒（Virus）感染引起，小部分則由細菌（Bacterium）誘發。只有腦膜炎（Meningitis）和腦炎（Encephalitis）等極少數的傳染病才會導致腦部受損，造成所謂「發高燒會燒壞腦袋」的錯覺。但腦膜炎和腦炎的發病率並不高，相對於由病毒感染引起的發燒個案，腦膜炎和腦炎的病例數目可謂相形見拙。再者，如果一旦不幸染上腦膜炎或腦炎，腦部受損的機會就已經大增，跟體溫的高低沒有直接關係。

希望各位家長對發燒有了基本的認識後，日後遇到孩子們發燒就不再需要惶恐。我並非要求所有人都像我一樣，等到發燒第五、六日才去看醫生，有了病徵後及早求診是應該的。我只是說，發燒並非大部分人想像中的可怕，只是身體的一種反應。只要知道了病因，就有方法正確應對。

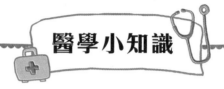

醫學小知識

發燒

　　無論成人或小童發燒，可以選擇的退燒藥其實都不多，大致有兩種。一是最常用的「撲熱息痛」（Paracetamol），例子是在各大小藥房均可自行購買的「必理痛」（Panadol）。另一種是非類固醇消炎藥「布洛芬」（Ibuprofen），例子是 Brufen。高燒的時候，兩種退燒藥可合併使用。

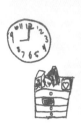

橙色的藥水

「媽媽，我想吃橙色的那種藥水。」

當我第一次聽到大女兒帶着既疲倦又沙啞的聲線說出這句話，有那麼三四秒真不知道她所指的是哪一種藥。

那時她只有三歲左右，對藥物可以說完全沒有認識。我們回過神來之後，結合她當時的病徵和以往曾經吃過的藥，很快就鎖定她口中所說的橙色藥水，應該就是「撲熱息痛」（Paracetamol）。

撲熱息痛是一種極常用的藥物，主要用於止痛和退燒，但止痛效力並不太強，也沒有任何消炎作用。它最大的好處是購買方便，毋須任何醫生處方，任何人在私營藥房均可買到。

大女兒現已升上小學高年級，至今發燒的次數也不多，合指算起來不超過八九次，所以要吃橙色藥水的機會也不常遇上。到她稍為明白事理的年紀，我問她何以那麼喜歡橙色的藥水，她的解釋竟是味道好。或許在人生早期吃過撲熱息痛一兩次後，她就

喜歡上了那種味道，並且知道每次發燒就需要吃那種藥，這恐怕也算是對藥理學（Pharmacology）無師自通的一個奇葩案例。

雖然大女兒意外地為撲熱息痛塗上了童真的色彩，但也不足以稍為降低我對這種藥的警惕。我一直認為，撲熱息痛是家居最危險的一種藥物，因為它不但含有劇毒，過量服用會導致肝衰竭（Liver failure）和死亡，而且它可謂唾手可得，極容易購買，本地不少家庭都有儲備。事實上，它是全球範圍內最常被過量服用、最常被用於自殺的其中一種藥物。撲熱息痛的中毒者，是急症室裏的常客，長期佔據藥物中毒個案的榜首位置。

服食致命劑量的撲熱息痛，首 24 小時通常完全沒有病徵，或只有噁心等輕微的症狀。第二、三天，病徵會明顯加劇，肝功能開始受到影響。到了第三、四天，病人會出現諸如昏迷和肝衰竭等嚴重情況。若得不到有效的治療，死亡一般在第四天或以後出現。而四天之後是康復期，逃出生天的病人一般需要一個多星期才能逐步康復。

依據過量服用者提供的藥物劑量訊息，醫生可以計算出病人每公斤體重所汲取的藥物量，計算結果以毫克／公斤（mg/kg）為單位。若該數值超過一個特定的數字，即代表病人服藥過量，有中毒的風險。以市面常見的必理痛每顆 500 毫克為例，醫生可以從病人體重入手，輕易計算出服食超過多少顆就會有中毒的危

機。不過，我無論如何也不會説出那個特定的計算公式，以免被人扣上教唆自殺的帽子。

即使從初步計算中知道病人中毒機會不大，但由於不能證實病歷的準確性，而且出錯的後果極其嚴重，所以醫護人員都不敢怠慢，對所有報稱服食了過量撲熱息痛的病人，都必須採取相同的處理方式。病人需要在服食藥物四小時後接受血液化驗，看血液中的撲熱息痛濃度是否高於需要治療的水平。早於四小時前抽取血液作化驗，反而因為藥物並未完全被身體吸收，無法作為準確的毒理證據。

儘管撲熱息痛的毒性劇烈，可幸的是，世上存在一種極為有效的解藥，名為「N- 乙醯半胱氨酸」（N-acetylcysteine），簡稱 NAC。無論病人服食了多大劑量的撲熱息痛，只要在服食後八小時內接受 NAC 的解毒療程，可百分百確保病人生存。本港急症室提供的標準 NAC 解毒療程，以靜脈注射形式進行，一個完整的療程需時 21 小時。即使病人遲於八小時之後才開始接受療程，仍有一定保護作用，但不能保證百分百的成功率。如果接受了 NAC 治療，病人仍出現肝衰竭，唯一的希望就只剩下肝臟移植了。

最尷尬的一個情況是，如果一名病人服食了過量的撲熱息痛，被送到醫院時已是服藥後的第七小時，透過簡單的運算已

得知服用了危險的劑量，但血液化驗需時，一時三刻未能得知血液中的撲熱息痛濃度結果，而 NAC 只能確保八小時內接受治療的病人絕對安全。在這種情況下，醫生會先為病人開始 NAC 療程，繼而等待血液撲熱息痛濃度結果。若稍後得到的撲熱息痛濃度高於治療線水平，則需完成整個 21 小時療程。若撲熱息痛濃度最終被證實低於治療線的水平，則可以立即停止 NAC 治療。

以撲熱息痛自殺，是一個困擾全世界醫學界的問題，歸根結底就是太容易獲得這種藥物，而它卻有劇烈的毒性。處理撲熱息痛中毒個案是急症室的本業，急症室專屬的病房內不時有多於一名的撲熱息痛中毒患者，涵蓋男女老幼，各種年齡。由衷地希望各位家長，妥善貯存家中的撲熱息痛，以免一失足成千古恨。

到了大女兒習慣了使用英語這種語言，我曾教導她説：「那種橙色的藥水並不一定是橙色的，也不一定是好味道的，它可以被製造成藍色、紫色或白色，味道也可以不同。妳要抵受住它的引誘，因為它是有毒的蘋果。它有一個不變的名字，叫 P-a-r-a-c-e-t-a-m-o-l！」

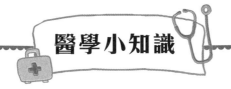

醫學小知識

撲熱息痛

不少人都有一個誤解，以為一個人中了毒，只要進行血液化驗，很快就可以檢測出引致中毒的物質，事實卻並非如此，很多物質並不能從血液中被快速檢測出來。

現時在本港的醫院，只為所有疑似急性中毒人士例行性地檢測三種物質的血液濃度：

1. 撲熱息痛（Paracetamol）

2. 水楊酸（Salicylate）

3. 乙醇（Ethanol），亦即酒精

這三種物質或藥物，是本地最常引致中毒的元兇，而它們的血液濃度結果，對治療方式有決定性的指導作用。能否獲得相關的資料，對治療方面有極大影響。

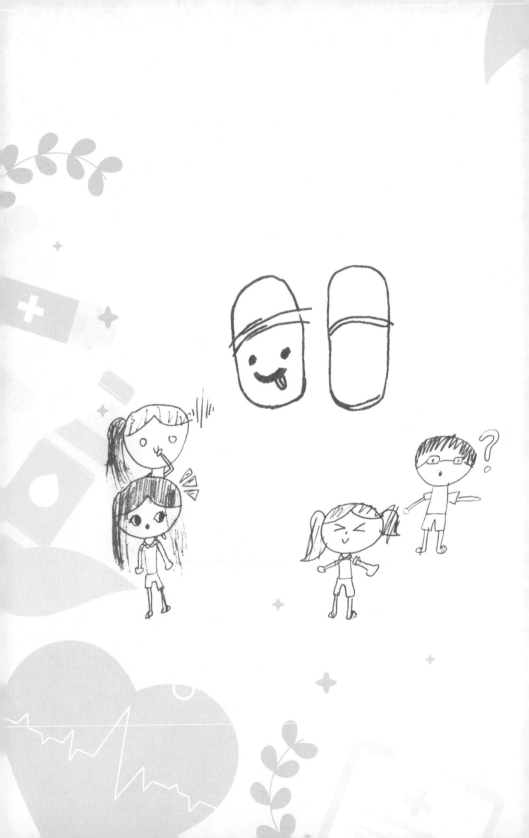

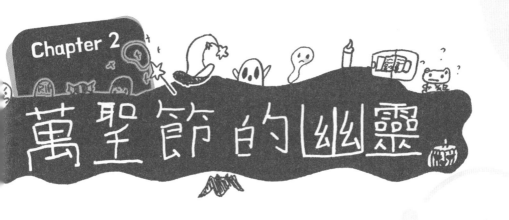

Chapter 2

萬聖節的幽靈

🍼 連結心靈的淚水

　　大女兒可能遺傳了我的性格，也是個感性的人。自從兩、三歲時在動畫片 *Frozen* 中看到 Elsa 的父母死於海難後，她小小的腦袋就初次體會到人會死亡的痛苦。自此之後，她就很擔心父母某天會離她而去，而且相隔不久便會揉着被淚水浸濕的眼睛，向我們訴說她的憂慮。媽媽為此經常要思考合適的語句，以安撫她尚未能完全懂得控制的情緒，避免在她幼嫩的心靈留下創傷和陰影。

　　在太座半安撫半欺騙的循循善誘下，過了好一段時間以後，大女兒終於明白了父母將來即使會短暫離開，但一定會在天上等待她。一家人將會在天上重聚，爸爸媽媽和她及妹妹就會像現在一樣，再次開心快樂地生活在一起，而且永遠不再分離。

　　到了她約四歲那年，有一次媽媽和中學同學外遊，由我留在家中負責照顧兩個小朋友。我十分珍惜這個難得的機會，除了上班工作之外，其他時間都化身為媽媽的角色，和女兒們渡過了一段親密的日子。

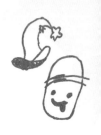

　　某天晚上，我正忙着為兩名女兒洗澡。穿衣服的時候，大女兒無緣無故悲從中來，低聲啜泣着問我：「你們在天上要等這麼久，而我會慢慢長大，我的樣子會改變，你們到時還能認得出我嗎？」

　　我被她這條問題嚇得措手不及，不知如何是好。一方面，她提及了不好意頭的禁忌，弄得我想盡快找家裏的木製傢俬碰一下，以規避這個不知會否成真的劫難。她們兩姊妹還小，如果不幸被她說中了，我們在天上不是問題，可受苦的只會是被遺留在地上的她們。與此同時，我亦能感受到她的心情，心裏頓時酸了起來，有一種想哭的衝動。

　　我曲膝蹲在地上，雙手把她抱入懷中，深情地在她小小的腦袋後側說：「我們怎會不認得妳呢？妳出生的時候才這麼小，我們看着妳一天一天的長大，現在都長得這麼高了。我們熟悉妳身上的每一個部分，就連閉上眼睛都能認得出來。爸爸媽媽會在天上耐心地等待。妳不用焦急，也不用匆忙。當妳做完在這個世界上要做的事情，我們就會在天上重遇。一家人就會再次一起快樂地生活下去。」

　　說着說着，我也禁不住流下了淚水。

　　那是直至現在為止，我人生第一次在一個小女孩面前掉眼淚，也是唯一的一次。若干年後我恍然大悟，終於解開莎士比亞

筆下四大悲劇受歡迎之迷，原來悲劇比任何劇種都更能觸動心靈。我擁抱着和女兒一同低泣的畫面，無疑加深了我們之間的感情，所以我一直打從心底感謝女兒那天晚上的突襲。她讓我擁有一段畢生難忘的美好回憶，沒有親眼目睹事發經過的太座，想必無法真正體會那種震撼心靈的力量。或許將來我在天上待久了，面對着外貌已完全改變的大女兒，也真的只能憑藉這段兩人之間獨有的感情連結，才能把她辨認出來。

我想每個人在孩童時代，由於缺乏認識和經歷，都或多或少對死亡產生過恐懼和臆想。當到了一定的年紀，每個人都必定聽說過死亡這件事，但自己又從未親身經驗過，也無法從其他人口中得知具體的情況，所以死亡最大的恐懼就在於它的不確定性。死亡無法被感知的特性，就在所有小朋友的腦海中滋生出不同外形和內涵的怪物。

我還記得，小時候曾有一段時間十分懼怕死亡這個虛幻的概念。在我依稀的記憶中，我從沒有擔心過父母的離開，所以大女兒在這方面的感性一定不是遺傳自我身上。不過，我卻有一些幾十年都無法抹去的印象，如今人生已過了一半，依舊如昨天發生的事般清晰。大約 10 歲之前的那段人生，我很害怕自己在未來的某一天死去。一想到死亡之後不知會被帶到哪一個恐怖的世界，就叫我心驚膽跳。還有一種更可笑的想法，讓我羞於啟齒。那時候，我最驚懼的是死後被送進火葬場的焚化爐，卻突然重返

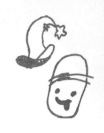

人間。我被困在狹窄的空間之中放聲大叫，並竭力拍打附近的金屬表面，奈何仍然無人察覺我的存在，最終在叫天不應叫地不聞之下活生生被烈焰吞噬。

　　成年之後，尤其當上了醫生，對死亡的看法自然有了翻天覆地的改觀。我深刻記得第一名在我行醫生涯中逝去的病人的容貌。二十多年前我剛當上實習醫生，被安排在一個乳癌科病房工作。一天上午巡房的時候，那名病人仍然可以自行下床走路，到了下午我看完門診回到病房，她已經去世了。這件事對我來說是一個極大的震撼，除了是人生首次看到自己的病人死亡，更讓我難以想像的是生命的脆弱。幾個小時前她還可以和我對話，我只離開了一會兒，她就走了。完全沒有任何道別的儀式，也來不及説兩句遺言，沒給你半點機會表現傷感，一個人就這樣一聲不響地和眼前的世界脱離了關係。面對這個突如其來的轉變，我當時還沒有做好心理準備。然而，我經歷了一次死亡的真實歷程，比任何教科書上的描述都來得實際。以前對死亡的臆想，可説是為賦新詞強説愁，如今欲説還休。死亡，只是一瞬間的事。

　　死亡對每個醫生而言都不陌生，若以接觸死亡的機會率排列各個醫學專科，急症科絕對可以排在前幾位。當上急症室醫生後，面對死亡可説是每天工作的一部分，因而也逐漸看化了生死，不再害怕人生的終結。生老病死是人生必經之路，老年人走完人生旅途，可視為步向人類共同的歸宿，再不會在心中激起任

何漣漪。仍然會感到遺憾和傷感的，就只剩下因疾病和意外而身故的年青人和小童。疾病或許無法由自己掌握，但意外是可以避免的。有時候，生和死取決於個人的思想和行為。

人生苦短，當在有生之年盡力活得精彩，把自己的才能展露出來，不要辜負上天所賜的頭腦和身手，無悔匆匆而過的幾十年。這就是我經歷過死亡無數次後的人生哲學，我可以自信地說，到了永久合上眼睛前的那一刻，我可以微笑着對即將帶我到另一個世界的使者說：「這一生我賺夠了，沒有遺憾，我們走吧！」

然後，我樂意在天上耐心地等待。

我希望女兒們將來在為自己的人生作總結時，也有我這般的傲氣。

說來也奇怪，由於性格上的差異，死亡的陰影對二女兒完全沒有產生過任何像對大女兒那樣的幽暗壓迫，彷彿一點也沒有觸動過她的神經。到現在小學生涯快過了一半，她仍沒有表達過半點對死亡的恐懼，更從未表示過對爸爸媽媽離去的擔憂。我無法知曉這是心理強大的表現，還是頭腦簡單的象徵。我只知道，我和她之間缺少了一次刻骨銘心的心靈對接，以致無法像談起大女兒時一樣，可以立刻說出兩人之間最甜蜜的一個共同回憶。

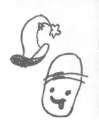

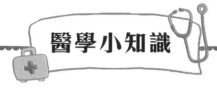

死亡

　　死亡以心臟和腦幹兩個人體重要器官同時完全失去
所有功能作為定義。因此，醫生在進行死亡醫學鑑定時，
需要進行多項臨床檢查，以確認心臟和腦幹都完全失去所
有正常反應，方可簽發死亡證明書。

　　心臟完全失去功能，表現在喪失所有心跳和脈搏，心
電圖呈現一條直線。腦幹完全失去功能，表現在永久停止
任何呼吸活動，並且喪失所有腦神經反射。瞳孔被光線照
射後的收縮，以及眼角膜被觸碰後的不自主眨眼，都是腦
神經反射的例子。

睡覺的藝術

[朗讀形式]

朝頭早，太陽伯伯喺天上面，

好光 ..... 好光……

到咗夜晚，太陽伯伯走咗 lu，

月亮叔叔出嚟啦。

天上面除咗月亮叔叔，

仲有好多星星，

佢哋閃下……閃下 .....

啲星星仲開始唱歌歌添。

[歌唱形式]

Twinkle twinkle little star,

How I wonder what you are?

Up above the world so high,

Like a diamond in the sky.

Twinkle twinkle little star,

How I wonder what you are?

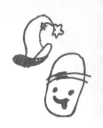

［朗讀形式］

唱完歌歌之後，

天上面啲星星開始一粒一粒咁跌落嚟。

跌跌跌跌，跌落妳嘅面上面呀。

跌跌跌跌，跌落妳嘅眼睛上面呀。

跌跌跌跌，跌落妳嘅耳朵上面呀。

跌跌跌跌，跌落妳嘅 *belly button* 上面呀。

跌跌跌跌，跌落妳嘅 *shoulder* 上面呀。

跌跌跌跌，跌落妳嘅腳板底上面呀。

……

這是一個我和太座攜手創作的睡前遊戲，融合了故事、歌曲和動作，當唱完兒歌後，我們便高舉起一條手臂，五根手指開開合合地從空中掉落在女兒相對應的身體部位。這種表演，自大女兒約一歲開始，我或太座每晚都在她睡前重複一遍。到了小女兒出生後，我們把這個習慣也延續了下來。與其說這是為了讓她們更快入睡，倒不如說父母已沉溺於這種儀式而不能自拔，哪一晚不做反而渾身不舒服。

這個由父母領銜主演的床邊音樂劇，其實不是一蹴而就的，期間經歷了和女兒們的反覆互動，劇本才得以最終確定下來。

最初的時候，這個劇作只有第一部分朗讀的那段，是我在某個月黑風高的晚上即興創作的，大女兒聽不聽得明白，我也毫不

在意。過了好一段的時間，一天晚上我讀完同一段的獨白，就想親吻女兒的額頭，然後趕快進入自己的夢鄉。

但那晚卻與先前的不同，大女兒在我說完故事後，卻不讓我離去。

她問我：「還有那首歌呢？」

我摸不着頭腦地說：「甚麼歌？」

「媽媽唱的那首歌。」她不滿地回答。

我沒有辦法，唯有硬着頭皮說：「是怎樣唱的？妳教我唱一次吧。」

我耐心地把那首歌聽完，而且費盡心思地緊記着歌詞。畢竟，我從來沒有唱過那首歌，而要一個上了年紀的人背誦那麼多字句，可不是一件容易的事。

那天之後，要完成這個演出，就得用上多一倍的時間。

小女兒出生後，為了與時並進，讓兩姊妹體驗迪士尼樂園那些三維機動遊戲的享受，我又加進了星星從天上掉下來，落在她們身上的那個部分。兩隻小鬼為了躲避從空中落下的手，只好在床上左閃右避，被我在敏感位置搔癢之後，更發出天真的笑聲，

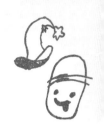

把本來莊嚴的音樂劇改為了喜劇，把睡房的舞台變成了夜間的歡樂小天地。

這個最終的版本，曾經依托我們的睡房作為劇院，風雨無間地連續上演了三四年，堪比英國倫敦萊斯特廣場那些著名劇院的曠世鉅作。後來到了女兒們漸漸長大，這套劇的吸引力才慢慢消減。但時至今日，我仍偶爾和她倆玩星星掉落凡間的遊戲，二人對被我搔得格格大笑仍樂此不疲。

說起睡覺，兩名女兒都是睡寶寶。她們在上幼稚園的階段，每晚八時之前就得上床睡覺，只需三四分鐘就能迅速進入夢鄉，而且一覺就睡到第二天的清早。升上小學之後，雖然上床的時間稍為延遲了，但仍必定在八點半之前入眠。不少親朋好友知悉這個情況之後，都感到不可思議，驚嘆在香港這個社會，哪可能睡得這麼長。

堅持讓兩名女兒擁有充足的睡眠時間，向來是太座的主意。她曾在網上進行過資料搜集，知道生長激素（Growth hormone）的分泌與睡眠有直接關係。睡眠充足，睡眠質素良好，生長激素才會正常分泌，方能確保小孩發育正常。

生長激素是一種荷爾蒙，在腦下垂體（Pituitary gland）中製造、儲存和分泌，負起促進人體發育及細胞增殖的任務。如果生長激素分泌不正常，便會出現嚴重的後果。

兒童若在成長階段分泌過量生長激素，就會形成極端罕見的巨人症（Gigantism），最明顯的特徵為身高遠高於人類平均高度，經常達到兩米以上。這個病症最常見的原因，是腦下垂體長出分泌生長激素的良性腫瘤，導致該荷爾蒙過量分泌。由於容易受到細菌感染，以及其他新陳代謝方面的失調，巨人症患者的壽命較正常人短很多。

　　相反，在發育階段若出現生長激素分泌不足的問題，主要病徵就是成長不良及身高明顯矮於同齡小孩，也有機會引致性晚熟。這種情形通常由先天性缺陷或遺傳問題引起，在某些特定的情況下，可透過注射生長激素作為治療方式。

　　雖然我的兩名女兒於八點半之前就寢，在本地已極為少見，但一位在澳洲長大的醫生朋友曾對我說，可能由於娛樂節目缺乏，不少澳洲的孩童在六時半左右已經上床睡覺，我家的情況根本就稱不上稀奇。聽了這段話後我恍然大悟，這或許就是澳洲人遠高於香港人最直觀的解析。

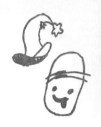

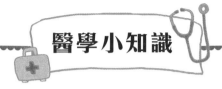

醫學小知識

生長激素

　　於 2022 年帶領阿根廷足球隊奪得世界盃冠軍的球王美斯，曾在童年時代被診斷為患有生長激素缺乏症。若非西班牙著名球會巴塞隆拿的領導層，於少年美斯在該球會試訓期間慧眼識英雄，與他簽署合約，將其羅致旗下，並負責支付他長期注射生長激素的醫藥費，任憑美斯擁有獨步天下的過關斬將本領，也會因為停止發育而隱沒在草莽之間。

　　作為醫生，我衷心感激巴塞隆拿足球會。他們小小的付出，卻挽救了足球歷史上最耀眼的一顆巨星，讓世人可以在他身上看到足球的最真、最善和最美。

媽媽手

曾有研究指出，由父母和兩名女兒組成的家庭，是各種家庭組合中最好的一個。我沒有詳細看過研究的內容，但我從親身經驗出發，可以證實這個研究結論所言非虛，與我的家庭狀況完全吻合。我的家裏時刻飄蕩着愉快的笑聲，也分秒瀰漫着溫馨的氣氛。為此，我常常忍不住訴諸於口，感謝太座賜我兩名可愛的女兒，並為我帶來一個美滿的人生。

兩名福娃降臨之前，我曾渴望擁有一個兒子，除了中國人傳統的傳宗接代觀念之外，還有一些更實際的原因。我只有一個弟弟，升上初中之前，我的大部分童年時間只和男孩子為伍，玩的都是男孩子的遊戲。小學四年級以前，經常與一夥同齡的朋友在街上流連，在橫街窄巷踢球追逐，偶然甚至如《三國演義》裏的武將般，在民居偏僻的一角列陣對戰。後來沒有成為童黨，真可算是不幸中之大幸。我原本希望有一名兒子，可以向他傳授孩童時學到的生存技藝，或栽培他練就百步穿楊的衝力射球。

到了兩名女兒誕生之後，我希望要個兒子的想法早就煙消雲

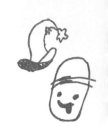

散了。女兒們的溫柔、伶俐和善解人意，完完全全把我的心融化了。看到其他家中有男孩的親戚朋友，整天要為控制小朋友而東奔西走，累得不亦樂乎，我慶幸自己實在太幸福了。

雖然我對女孩子的愛好一無所知，沒有機會把自己的獨門技藝傳授給她們，但看着兩隻小鬼一團和氣地玩耍，一起唱歌、跳舞、彈琴，還不時跑到我跟前撒嬌，就可以感受到擁有女兒是何等的恩賜。

她們説的小朋友話，經常把我們兩夫婦逗得開懷大笑，為家庭帶來不少歡樂時光。

我時常試探她們説：「爸爸最喜歡的女兒是哪一個呀？」

她倆好像能聽到我的弦外之音，總是睿智地回答：「是我們兩個啊！」

到了大女兒七歲左右，有一天，她們突然向媽媽説希望有一個弟弟。這對我來説簡直是個晴天霹靂，只要想一下都覺得心有餘悸。我不單擁有了最好的家庭組合，享受了兩個女兒帶來的歡愉，而且照顧初生嬰兒的辛勞仍然歷歷在目，無論如何我也不會自投羅網。我老了，生兒育女的事還是留給年青人吧。

兩姊妹的願望，令我想起她們三四個月大之前的那段日子。

儘管太座是主要照顧者，但我也有參與餵奶、掃風、換紙尿片、洗澡等育嬰活動。餵奶是最繁瑣的工作，大約每兩小時就要進行一次，所以太座基本上整天都沒有時間好好休息。生下大女兒的時候，太座仍在工作。每次她上夜班，那天晚上照料嬰兒的責任就落在我身上。可幸的是，雖然我的育嬰技巧比太座拙劣，大女兒總算活下來了，現在依然健健康康的，還好沒有辜負了我當時的努力。

現在回想起來，在兩個福娃嬰兒的時期，我和太座都曾經出現過「媽媽手」的症狀。那是在護理初生嬰兒時，照顧者極常出現的病患。

「媽媽手」的正確醫學名稱是「橈骨莖突狹窄性腱鞘炎」，又名「狄奎凡氏症」（De Quervain Disease），是一種慢性疾病。病徵主要是大拇指那側手腕的疼痛，痛楚一般持續數月之久，導致一些如扭毛巾等日常的腕部活動也受到影響。此病的成因與反覆的腕部活動有關，由控制大拇指活動的兩條肌腱以及肌腱貫穿的滑膜鞘的增厚所造成。由於剛當上媽媽的女性常出現這種症狀，所以此病又俗稱為「媽媽手」。

此病症的診斷極為容易，無需 X 光或超聲波等檢測手段，單憑臨床檢查就可以。病人把手掌平放於桌上，大拇指向天花板豎起，醫生用食指把大拇指壓下去，就會造成劇痛。沒患此病的

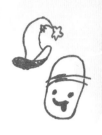

人可以使勁抵消醫生向下壓的力，始終保持把大拇指豎起。患有這個病的人卻因為無法抵受那種劇痛，一定會輸掉這個鬥力的比賽。

此病有多種治療方法。醫生一般會向病人處方消炎止痛藥，以減緩手腕的痛楚。De Quervain splint 是一種專門用作紓緩痛楚的夾板，把手腕固定起來，是較簡單常用的一種治療方式。另外，物理治療和職業治療也可能提供一定的幫助。但若論較有效的方法，在發病肌腱附近注射皮質類固醇，已被普遍視為第一線的治療，可確實治好這個病。若病情頑劣，注射過皮質類固醇後仍然復發，手術就是最後的一個解決途徑。

若要進行事後分析，我相信在頻密餵奶的那幾個月，我們常要扭起手腕托着嬰兒的頭部，就是導致「媽媽手」最合理的原因。

兒歌有云，世上只有媽媽好，但爸爸媽媽都可以有「媽媽手」。希望女兒們長大後看到這篇文章，可以體會到父母為她們付出了多大的愛。

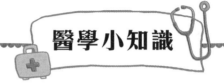

醫學小知識

媽媽手

　　媽媽手並不只是當媽媽的時候才會患上，無論甚麼性別，甚麼年齡，甚麼職業都有機會患上這個病。這是一個十分常見的骨科疾病，在沒有受傷的情況下，大拇指那邊的手腕長期疼痛，發不上力，影響日常的生活，就有很大機會由這個病引起。由於這個病一般需要長時間才能痊癒，患者應該及早求醫，以免拖長了承受痛苦的時期。

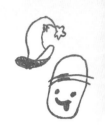

「英」「眼」「中」的 視角

「Ofa⋯⋯Ofam⋯⋯爸爸,那個 Oph 開頭的字怎樣讀?」

六歲左右的大女兒,一向對周遭事物充滿好奇心,這次在喃喃自語了幾秒鐘之後,卻明智地放棄了繼續嘗試。她以右手食指指着護士櫃檯上方的一行英文字,轉向坐在梳化上的我尋求援助。説這話的時候,雖然小小的臉龐上掛着一副疑惑的神色,但至少這個字的開頭部分也不算讀得太離譜。

「O-phthal-mo-lo-gy.」我瞥了一眼那幾個英文字,便隨意地回答她説,完結前還加上一句:「妳真的不懂怎樣讀這個字嗎?」

櫃檯上方的間隔板上,橫着寫上幾個大字:

Specialist in Ophthalmology

「中間的 phth 不知怎樣發音。」她好像受了委屈般低聲説。

我完全理解她遇到的困難,所以不加苛責。我是到了大學二三年級,才知道這個字是如何發音的。

「Ophthalmology 是甚麼意思？」大女兒繼續發揮她那死纏爛打的特質，誓要打破砂鍋問到底。

雖然我這樣說，但其實心底裏對她擁有這種求學的熱誠滿懷安慰。

「以 logy 結尾的字，通常有 study 的意思。Ophthalmo 和眼睛有關。加起來就是 the study of eyes，即是眼科的意思。」她問及的是我的專業範疇，我不想褻瀆了我的專業，於是耐心地向她解釋起來。

兩姊妹自小上的都是國際學校，在教學上自有一套方法，不著重以背誦和抄寫的方式學習生字，旨在提供一個以英語作為學習媒介的環境，鼓勵大量閱讀各種書本。幸好我的孩子都適應了這種教學方式，在潛移默化中，很早就可以自己朗讀一本有大量未懂生字的書本，而且發音比我還標準。

親戚朋友都說，大女兒的性格和我較相近，辦事認真，凡事追求完美，對自己有很高的要求。雖然學校沒有規定學生串字，但她早在四、五歲的時候，已開始請求我讀出英文單字，看她能否拼寫出來，於是我經常在駕車的時候，和她玩起 Quiz 的遊戲。

Catastrophe、helicopter、university、electricity 等字，就是她在進入小學之前我給她的挑戰。她的聽覺比我靈敏，可以

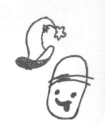

分得清每個音節，所以有些字雖然不中，亦不會相差太遠。

妹妹的性格與姐姐有如天南地北，截然不同。可能由於出生之後，媽媽要照顧兩名小孩而分身不暇，很多事情都要由她自己解決，所以妹妹的自理能力較強，行事決斷獨立。妹妹自小就習慣了不假外求，自己動手做喜歡的事。她在藝術方面有少許天份，不論唱歌、跳舞、彈琴各方面都像模像樣，更經常無師自通完成各種剪貼的小手藝。她比姐姐更早說得出將來想幹甚麼，時裝設計師是她人生第一個夢想。她是家裏的開心果，經常以古靈精怪、調皮搗蛋的神態舉止，搏得我們心花怒放。

國際學校和本地學校在教學理念上有天壤之別，如果說本地學校一早就開始填鴨式教育，把小朋友壓迫得喘不過氣，那國際學校就當真休閒得叫人吃驚，讓父母擔心高昂的學費是否花得物有所值。習慣了本地教育模式的我，曾一度懷疑兩姊妹在國際學校接受教育，和同齡的孩子比較是否會失去了競爭力。

最初的幾年，我看到她們的書包裏沒有教科書，放學後沒有家庭作業，整個學年沒有考試測驗，也不需要溫習功課，我真有點看不慣，擔心她們虛度了光陰。直至大女兒上了四五年級，我在和她的日常談話中，了解到她已建立起生態系統、能量守恆、環保意識等概念，才對她的知識水準放下心來。畢竟，我是上了中學以後才接觸到這幾方面的知識。

有一次，我半開玩笑地對妹妹說：「妳究竟在學校有沒有學到過任何東西？」

她一臉不屑地回答：「名字都有得你叫，那兒是學校，當然有東西學。」

這回答誘使身邊的太座加入戰團，指責我一直錯怪了學校，也錯怪了女兒們沒用功。

這事促使我以後不敢再說半句學校的壞話。更準確而言，我只敢說另外那半句學校的壞話。我不妨開門見山，計劃入讀國際學校的，就要作好中文水平不會太好的心理準備。這是客觀環境的局限，無法以個人的主觀意志為轉移。

國際學校不以中文為主科，是天經地義的事，而中文較英語難以掌握，也是不爭的事實。難學，自然就不願花太多時間去學，這是人之常情；不願花太多時間去學，自然就學得不好，難免就形成了一個惡性循環。這是以普通話為母語的小孩之外，其他國際學校學生共同面對的問題。然而，中文是未來重要的國際語言，大家都知道不能放棄，於是各個家庭就各出奇謀。在我們的家，教好兩姊妹中文的責任，就落在了我的肩上。

我好歹也是個作家，中文水平雖未至出類拔萃，猶足夠舞文弄墨，如果女兒的中文差得一塌糊塗，也真會叫我顏面無存。

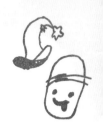

讓我最為困擾的是，我雖略懂中文，卻不懂教導她們的方法。後來太座想出了一個主意，她提議當我和女兒在一起的時候，盡量以普通話和她們溝通，讓她們熟習普通話的發音，擴闊她們中文的詞彙。兩三年下來，她們由最初不明白我說甚麼，不願意以普通話回答，到現在基本上已知道我大部分的意思，而且也不太抗拒以普通話作回應，發音還挺標準的，我看到了自己的努力沒有白費。

還有一種方法是我自己構想出來的。從兩三年前開始，若那一天我因工作回不了家，就會傳給她們一個短句，要求二人學寫短句中不懂的中文字。

每天學寫兩三個字，日積月累，積少成多，我希望最後能達到預期的效果。至少直到現在為止，她們並不抗拒這種學習方式。畢竟，工作量也不大。

那天，我們一家到位於旺角的一所眼科診所，為孩子們檢查視力。診所是一名中學舊同學開的，他就是櫃枱上寫的那位 Specialist in Ophthalmology，翻譯成中文就是眼科專科醫生。

那次是兩人第一次到同學的診所，檢查的結果都是正常的，不需要配戴眼鏡，也無需使用任何藥物。自此之後，她們就喜歡上了那些能看到色彩斑斕熱氣球的儀器，而且把檢查變成了一年一度的嘉年華。

我們一直都有聽從這位同學的忠告，盡可能減少她們接觸電子屏幕的機會。但過了若干年後，由於新冠疫情長期為患的緣故，她們要經常使用電子儀器上網課，視力無可避免地有了變化。雖然仍未有近視，但遠視的冗餘度已大幅減少。幾個月前開始，同學處方了最低濃度的阿托品（Atropine）眼藥水，讓她們在晚上使用，希望可以減緩近視發展的速度。

　　阿托品是一種我經常使用的藥物，我怎麼也想不通它如何能減緩近視。同學說確實的機理至今仍未完全明白，但研究結果顯示，低濃度的阿托品眼藥水能有效減慢學童近視加深速度近七成。阿托品眼藥水可以放大瞳孔，並短暫癱瘓眼球內負責聚焦的肌肉，這或許與它所能達致的效用有關。

　　快要離開的時候，小女兒從書架上拿來一本我的著作，書名叫《急症室的福爾摩斯 II 守護生命的故事》，並在書中的作者簡介欄目找到了我的照片。

　　這次，她一本正經地問我：「爸爸，你是不是很有名的？」

　　我被她逗得不知是哭是笑，於是淡淡地回答：「如果我是很有名的話，這本書就不會躺在書架上沒人看，也根本不會被妳拿得到。」

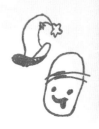

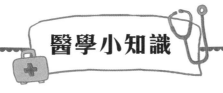

醫學小知識

延緩近視

　　阿托品眼藥水不但可以在兒童形成近視後，減緩近視惡化的速度，更可以在近視形成之前，用作預防近視的目的。市面的阿托品眼藥水有不同的濃度，一般以最小的濃度開始，視乎使用效果而作出相應調整。由於它導致瞳孔擴大，可能引起怕光或不舒服的副作用，看東西也比較模糊，所以一般建議在睡前使用。這種藥物較其他延緩近視加深的方法，使用起來更簡單方便，所以已漸漸成為預防和治療近視的主要方式。

虎父無犬女

　　初中的時候，我是手球校隊的正選龍門，打過一兩年初級組的學界比賽。在我們幾個同級同學組成那支手球隊之前，學校從來沒有手球校隊，也從未參與過任何學界手球比賽。就在我們參賽的第一年，新成立的手球隊就闖進了決賽圈，雖然最終只排行全港第五名，但也總算創造了本校的歷史，而我是這份前無古人的榮譽的締造者之一，感受比誰都深。

　　踢足球的話，我既可以當龍門，又可以司職前鋒。大約中四時，有一次在學校毗鄰的水泥地足球場踢球。當時全校足球技術公認最好的同學，我們都管把他喚作盧比度，另有一個暱稱叫巴西龜。他在進攻右前方大腳開出角球，皮球緩慢地從空中彎向禁區之外。面對向着自己飄來的皮球，我有預感激動人心的一刻即將出現。我不由分説，在禁區頂娥眉月以外金雞獨立，先以左腳站穩，然後球不着地轉身起右腳轟出驚世脱俗的一記遠程「窩利」。我以左腳為軸心，用盡全身力氣抬起右腿向前橫掃，右腳約在胸部的高度接觸到皮球。皮球由我的右腳背開始，在空中旋轉着劃出一條優美的內彎弧線，從超過 18 碼的距離直飛球門右

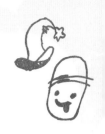

上角破網。

那是我足球生命的高光時刻，一生至今為止射入最精彩的一個入球！無論我以後如何努力嘗試，奈何都無法複製如此驚天地泣鬼神的雷霆一擊，真可謂天長地久有時盡，此恨綿綿無絕期。

回想求學的年代，我渾身充滿運動細胞，體格強健，身手敏捷，只要是好玩的，都會樂於嘗試。我在學校幾乎參與了所有的體育比賽，除了手球和足球外，排球、乒乓球、游泳和田徑賽場上，都留下過我的身影。我和一個後來也當上了醫生的同班同學，曾在某年的班際排球賽，成功組織了學校歷史上第一次的網前快攻，看得在四周觀戰的同學們目瞪口呆，懷疑人生。我曾於中二那年，在學校的水運會披金戴銀，更奪得初級組的全場總冠軍。由於參與了大量的體育活動，並且取得不俗的成績，我在同年獲選為全校的十佳運動員，獎品是某體育雜誌為期一年的免費贈閱。

最有趣的是，每逢到了考試的季節，我必定會參與一項特定的運動項目，以紓緩壓力，並藉此調節好心理狀態。這項運動就是桌球。到了中學高年級，口袋不像從前那般囊中羞澀，於是常在考完一天的試後，相約好此道的同學到學校附近的桌球中心，以活學活用的方式鑽研數學中的幾何原理，以及實踐物理學中的牛頓運動定律。

我一直暗地裏感恩，慶幸當年參與過大量的體育運動，從而建立起強健的體魄和永不言敗的性格，為往後的人生打下一個堅實的基礎，讓我有機會踏上與別人不同的道路。最簡單的來說，如果我沒有良好的身體質素和意志，往後也難以勝任政府飛行服務隊飛行醫生的工作。

兩隻小鬼還未出生之前，我曾希望得到一個兒子，好讓我把運動上的技巧傳授給他，以免讓諸如衝力射球等平生絕學付諸東流。誕下兩姊妹之後，畢竟女孩子的身體質素和男孩有明顯的差別，性格和愛好也不盡相同，因此我無法要求她們向我學習成為街頭霸王的秘技，唯有逐漸打消了當魔鬼教練的計劃。

話雖如此，猶幸兩隻小鬼自小就十分好動，也像她們的父親那樣，只要是刺激好玩的都會樂於嘗試，勇於挑戰自己。她們也頗有運動的天份，年齡比其他人小就已經可以用雙手支撐着橫過攀爬架、在遊樂場裏以踏板車高速穿梭、踏兩輪自行車、參與野外攀爬活動、跟我們登山遠足以及出海划獨木舟。

她們肯參與體育運動，我絕對樂見其成，因為我深刻認識到，一個人的成功不僅取決於優異的學業成績，更要打造嚴守紀律的規範，培養永不放棄的精神，建立努力爭勝的決心，恰好運動就提供了獲取這些特質最合適的渠道。我並不奢求她們在賽場上獲得任何獎項，畢竟求學不是求分數，運動並非「運」獎牌，

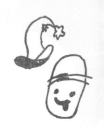

磨練出良好的身心狀態，已經足夠。

雖然説魔鬼教練我是當不成了，恐怕這一生都沒法教曉兩人百步穿楊的妙技，也無法令小鬼掌握網前快攻的秘訣，但我仍十分享受在她們身邊提供支持，於必要時給予協助的樂趣。

根據我的觀察，大女兒的手腳協調能力比妹妹好，所以運動能力也比妹妹強。還記得是我教會大女兒騎自行車的，我不是一個受過訓的自行車教練，只是道聽塗説，胡亂在網上搜集了一些教學重點。她五六歲時的一天下午，我們在屋苑的休憩通道上開始了練習。

「眼望前方，雙手抓穩方向架，右腳用力在地上向後蹬一下，左腳用力踏下腳踏，然後把右腳放回另一邊的腳踏，繼續踏就行了！」

對一個從未踏過兩輪自行車的小朋友説出以上訓令的人，肯定不是一名合格的教練。這個人只是根據自己數十年的經驗，強一名小朋友之所難，現在回想起來也覺得羞愧。但讓人驚訝的是，大女兒在跌跌碰碰地嘗試了十多分鐘之後，竟然從我那些不切實際的教條中摸索出成功的要訣。我一直跟在她的身旁，再經過十多分鐘的反覆練習，她就一騎絕塵了。望着她遠去的身影，我的內心湧起了一股夾雜着自豪和喜悦的情感。

這是我首次一手一腳教曉女兒一種運動，令我感到興奮莫名。對於我而言，這次自行車特訓是運動和親子關係的完美結合，見證了父女合力完成一項任務的嘗試，體驗了二人一同成長的溫馨時刻，也為我們留下了甜蜜的共同回憶。

儘管我沒有指定小朋友要參與哪些活動，但有一項運動我要求她們一定要學懂，那就是游泳。工作的時候，我在急症室的搶救室裏見過不少遇溺的人，當中一些人被救活了，另外一些卻沒有那麼好的運氣。由於見識過遇溺的普遍性及其嚴重的後果，為了避免這種意外，游泳就成了姊妹們唯一強制性的運動項目。

大女兒的眾多成長視頻之中，有這麼一個被意外拍下來的片段。當時她大約一歲多，我們第一次帶她到沙灘游泳。正當她站在清水灣海灘水深及腰的近岸區，一臉稚氣地以雙手撥水，突然一個海浪湧過來把她打翻，頭部浸在水裏。我在附近趕忙把她的身軀從水裏提起來，救回了她的性命，而提着手機的娘親只顧一面拍攝，一面咯咯地笑，好像一點兒也不着緊。被我救起來的女兒，眨了兩三下眼睛，就傻笑了起來。

那一次的經歷，堅定了我強迫女兒學習游泳的信念。我清楚知道，把一個人的口和鼻泡在水裏，只需短短的四五分鐘就足以窒息死亡，即使逃過一劫，也會留下不可逆轉的永久性腦部傷殘，導致諸如中風和植物人等嚴重併發症。我不但在工作上遇到

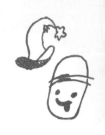

過不少這些人，一名童年時代的朋友也是遇溺而亡的。每當想起他的遭遇，我都唏噓不已。

或許，有些人也像我孩提時代那樣，曾經滋生過一個異想天開的想法，以為即使頭部泡在水裏，只要一直忍着不呼吸，就可以逃出生天。我不能不說，這是一個缺乏醫學常識的臆想，除了可以滿足僥倖心理之外，對於實際的逃生計劃沒有任何幫助。

人類的呼吸既有自主控制的部分，亦有不完全受控的部分，後者由體內的氧氣和二氧化碳濃度決定，而又以後者更為重要。呼吸的循環，首先是透過氣管吸入大自然中的空氣，在肺部進行氣體交換（Gaseous exchange），繼而把空氣中的氧氣（Oxygen）滲透進循環系統中的微絲血管（Capillaries），同時把微絲血管中的二氧化碳（Carbon dioxide）滲透進肺部的空氣，最後再通過氣管把肺部的空氣排回大自然。這個呼吸的循環，週而復始，直至死亡那天。

一個人被浸在水裏，必定會竭力忍着不呼吸，以免吸水入肺造成窒息。然而，這會令肺部停止週期性的氣體交換，循環系統裏的氧氣濃度就會持續降低，而二氧化碳濃度則會不斷攀升。當體內的二氧化碳濃度超過一個特定的水平，就會誘發一個不自主的呼吸反射，迫使遇溺者進行一次呼吸動作。這個不受個人自主控制的呼吸動作，儼如壓倒駱駝的最後一根稻草，把水吸進氣管

和肺部之內，直接破壞有利氣體交換的環境，造成致命的後果。這個不自主的呼吸反射動作，受腦幹（Brainstem）控制，是用以評估腦幹是否死亡的其中一個測試。如果一個人喪失了這個反射動作，就代表已腦幹死亡，而腦幹死亡是臨床上確定死亡的一個重要組成部分。換句話說，一個仍未死亡的遇溺者，會不受控地作出這個呼吸反射動作，但若他隨後因吸水入肺而窒息死亡，就不會再展現這個條件反射。

遇溺其實還會引起各種其他的反應，例如喉痙攣（Laryngospasm），即喉部肌肉反射性痙攣收縮，使聲帶（Vocal cord）收緊及聲門（Glottis）關閉，以阻止水流進入肺部，卻同樣會導致呼吸困難而窒息，腦部也會因缺氧而引發不可逆轉的後果。據說，因這個機制而溺斃的人，肺部並不是浸滿水的，而是比較乾的。

學懂游水，在千鈞一髮的危機前，不啻是挽救生命的唯一依靠。當醫生的爸爸有先見之明，所以兩夫婦在女兒們上幼稚園開始，就不畏千辛萬苦，驅車頻密穿梭於泳池和自家屋苑，接送她們上游泳練習課。

坐在泳池的上一層，看着她們從剛開始時手握浮板學習踢水，到像小狗一樣向前挪動幾米，到以自由式橫越一整個泳池的長度，到最後掌握了四種泳姿，我親眼目睹了一塊煤炭蛻變成鑽

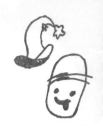

石的過程。

　　儘管當年我是水運會的全場總冠軍，但我只懂游蛙泳，而福娃們小小年紀，卻甚麼都學會了。我心裏感觸萬千，深感在女兒身上，終於體會了「長江後浪推前浪」這句話的真正意義。

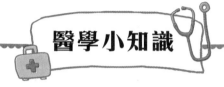

醫學小知識

遇溺

　　大部分人均以為，若遇溺者被救起後仍生存，而且沒有甚麼不舒服的感覺，就已脫離險境，事實上卻並非如此。

　　「二次遇溺」（Secondary drowning）是一個在遇溺者暫時脫險後才發生的滯後現象，原因是遇溺者在掙扎時有少量的水進入肺部，但不足以立即引致窒息。這些積聚在肺部的水，卻在隨後的數小時甚至兩三日之後，才誘發肺部發炎（Aspiration pneumonia）或肺水腫（Pulmonary edema），嚴重影響肺部氣體交換的正常功能，最終導致遲發性的呼吸衰竭，並構成致命的風險。

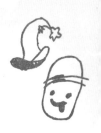

淘氣的**女兒**
膽小的**爸爸**

「爸爸，你看一下這是甚麼來的？」

一大清早，矇矇矓矓之間，聽見兩隻小鬼在我耳邊吃吃地笑着説，聲線是如此的純真無邪，我即使未能及時張開惺忪的睡眼，也能想像得出她們甜得漏油的笑臉。

窗外是星期天和煦的晨光，我捲曲在被窩裏，享受着沉浸在閒暇中的溫暖，兩隻福娃就在我的附近，像小熊貓一般笨拙地挪動着身體，好一副溫馨的親子場景。

「爸爸，爸爸，你快點看一下這是甚麼來的？」

看到我仍未給予她們反應，兩隻小鬼又開始催促起來。與此同時，我感覺到一團軟綿綿的東西在我面上來回磨擦。

我用力嘗試睜開眼睛，從上下眼簾的細縫中向外張望。

毛聳聳的……長長的身體……有尾巴的……牠的頭部就緊貼在我的面上……

老鼠！

我登時整個人從床上彈了起來，緊閉起雙眼，雙手胡亂在空中揮舞，希望可以撥走那隻怪獸，嘴裏還歇斯底里地吐出了一個長長的「啊……」字！

事情已過去了兩三年，但當我看見自己剛寫下的這兩個字時，那個醜陋的形象竟然又觸動了我心裏的陰影，令心臟的肌肉猛然收縮了一下。可想而知，事發當天我受到的是多大的驚嚇。

「哈哈……哈哈……哈哈哈……」

正當我被嚇破膽的時候，她倆卻肆無忌憚地把內心的喜悅盡情展露出來，高頻的歡笑聲在室內此起彼落，完全沒有理會當爸爸的感受。我聽得出傻瓜瓜的二女兒，顯然對我更沒有同情心。

手臂停止舞動之後，我定過神來，眼尾張開了一條小縫，瞥了兩隻小鬼一眼，只見嬉皮笑臉的二女兒手中仍拿着一隻大老鼠玩偶。很多年之前，她們的娘親已經用同樣手法戲弄了我一次。我有理由相信，這次攻擊是有計劃、有預謀、受人教唆的，而幕後黑手就是在床上咯咯地笑的第三名女性。

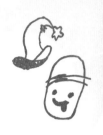

　　被同一隻老鼠玩偶成功驚嚇兩次，説起來真不是一件值得炫耀的事。但我相信，她們若來第三次，我仍會被擊倒。

　　我已記不起是在人生的哪個階段開始，對老鼠產生了深入骨髓的驚慄。我對老鼠是發自內心的由衷敬畏，世上沒有另外任何一種物種，可以對我產生相同的震懾效果，包括獅子、老虎和老婆。我夠膽觸摸經過馴化的獅子、老虎和老婆，但我一定不會走近老鼠，不管牠是否經過馴化。

　　在我的人生中，有太多被真假老鼠嚇得落荒而逃的經典事例，説起來也真使人面目無光。

　　有一次和當時還未成為太座的女朋友到比歐旅行，當遊覽斯德哥爾摩瑞典皇宮內的兵器展廳時，我在一副威武的中世紀武士重裝盔甲下，瞥見了一隻小老鼠形狀的物體，嚇得我馬上轉身逃跑。由於那間展廳是禁止發聲的，我唯有走到距離那隻老鼠最遙遠的角落，待在那裏瑟縮顫抖。

　　我用肢體向跟上來的女友比劃着，想了解到底是甚麼一回事。

　　她刻意壓低聲線，把節奏拖得盡可能的慢，鬼鬼祟祟地向我解釋起室內的詳細情況。原來那隻小老鼠只是裝飾品，身高只有四五厘米，擺放在每一個被玻璃保護起來的陳列區之下，因此在

這個幽暗的房間裏，有為數眾多的同伴。她其實一早就看到了這些小擺設，由於料想到我會發瘋，所以一直不敢開口告訴我，只希望我一直專注於那些盔甲，可以自行逃過一劫。

在得悉自己已身陷重圍，身邊遍佈地球上最恐怖的生物後，我的心情在剎那間被打進了十八層地獄。此地不宜久留，越拖久，我不是被那些中世紀武士擊潰，就必然被那些小老鼠所敗。勝利是想也不用想了，能全身而退已屬萬幸。我彷彿突然打通了任督二脈，想通了身穿這個展廳中的甲冑的瑞典國王，以前是如何領兵作戰的，也領略了中國古兵書中「三十六計、走為上計」的精妙之處。

迅速籌劃了撤退的方案後，我立即像小鳥依人般挽着女友的手臂，央求她盡快引領我離開那個展區。沿途我只敢把雙眼勉強撐開一條線，不求看得清楚，只願脫離險阻，還不要被絆倒就足夠。

在且戰且走的過程中，我們曾在一兩名身穿古式罩袍的皇室侍衛身旁走過。他們都向我投射了懷疑的目光，或許我們的古怪行徑，足以引起久經訓練的侍從的警惕。說不定在視像頭的另一邊，幾名西裝筆挺的保安主任，已經琢磨着這兩副東方的面孔，是否對瑞典皇室的財富有不軌的企圖。

像這樣的博物館驚魂，上演過不止一兩次，而在現實生活

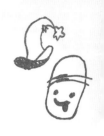

中，更是層出不窮。正常來說，當我在街上遇到老鼠，一定會轉身而逃，即使走另外一條路要花上更長的時間，也不會動搖我另闢蹊徑的決心。

談起老鼠，近年香港各處老鼠為患，不少民居之內也鼠蹤處處。滅鼠的其中一種主要途徑，就是使用滅鼠劑（Rodenticide），而滅鼠劑是含有劇毒的。

現今香港市面常用的滅鼠劑名稱是「超級華法林」（Superwarfarin），它是一種抗凝血劑（Anticoagulant），與不少心臟病患者需要服食的藥物「華法林」（Warfarin）擁有相同的藥物機理，但抗凝血效力強上百倍之多，而且藥效可持續數月之久。華法林能透過抑制四種維他命 K 凝血因子的活化程序，達致減低血液凝固的效果，從而避免血管遭受阻塞，並減低嚴重併發症及死亡風險。任何人士若誤服超級華法林滅鼠劑，或以此類滅鼠劑自殺，有機會導致如腦出血、內臟出血、腸胃出血等嚴重出血反應，並可以致命。

本港滅鼠劑中毒的病例並不罕見。一般來說，誤服滅鼠劑後的頭兩天，抗凝血功能的影響尚未出現，效力會在第三天以後開始逐漸顯露。醫護人員透過血液化驗，對「國際標準化比率」（International Normalized Ratio）進行持續的監測，就能知道中毒者的凝血功能狀況。

「國際標準化比率」的英語簡稱是 INR，反映了病人的凝血功能。INR 的正常值為 1，1.3 以上代表凝血功能開始出現問題。INR 數值越大，代表病人的血液越難凝固，一旦出血，危險性亦越高。我曾在一名誤服了滅鼠劑的病人身上，看到過一個 INR 大於 6 的數字。

由於滅鼠劑有機會在家居使用，而誤服會招致嚴重後果，所以家長應小心存放，盡量避免被小童觸及。

雖然我家的兩個搗蛋鬼和她們的娘親，找到了我人生最大的安全漏洞，並且偶爾就拿出來當笑話，但我其實也找到了這三名可愛女性的命門。

當她們遇到蟑螂，那種手舞足蹈的舉止，和原始部落的舞蹈一般讓我賞心悅目。

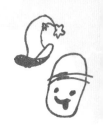

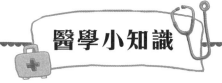
醫學小知識

滅鼠劑

　　雖然滅鼠劑的毒性很強,後果很嚴重,但在本港卻極少出現致命的案例,原因是存在有效的解藥。若 INR 升得實在太高,醫生在病人出血前可考慮預先處方維他命 K1,以抗衡超級華法林的藥效。這個療程一般需要持續數週至數月,直至病人的凝血功能自行回復正常為止。

溫馨場景的危機

　　「我要飛！」或更簡約的「Swing」，是兩個福娃自歲半之後，經常向毫無戒備之下的父母發施的號令，行人路和商場瞬間幻化為達成飛行夢想的主要場景，而我們則要隨時候命，準備起飛。

　　最初的時候，我們對這些簡單的短句和英文單字毫無頭緒，經過她們以有限的語言能力努力解釋之後，才明白了箇中奧秘。原來兩個小不點是希望重溫擺脫地心吸力束縛，在空中自由飛翔的快感。

　　或許在一次我們無心插柳的搖擺之後，她們當時空空如也的腦袋就牢牢記下了那個刺激的經歷，渴望體驗外在世界的心靈就緊緊烙下了那個愉快的印記。以致到了牙牙學語的階段，她們就開始以有限的辭彙，嘗試表達自己內心追求快樂的慾望，要求父母滿足她們最原始的感官刺激。

　　她們是否真的這樣感知，我無法完全了解，我相信甚至連她們自己也說不清楚，但我卻十分欣賞她們勇於表達的做法。這個遊戲對於一、兩歲的小人兒來說，顯然是頗具刺激性的，無疑是

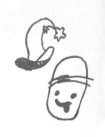

對膽量的一種挑戰。她們樂此不疲，明顯已經通過了初步的身心測試，證明不是膽小鬼之餘，更有敢於冒險的特質。這對將來整個人生的發展絕對是一種優點，對此我也感到安慰和驕傲。

每一次她們提出這種要求時，我和太座都必會欣然接受。我們站在女兒的兩側，各自用手抓緊她的手臂。待一切就緒之後，總是由我口中念念有詞：「一……二……三……飛！」於是，兩人同時使勁把手臂向前搖動，不消一刻就把整個身體高高地甩到半空之中，然後又趁着身軀盪回來時，助孩子平安降落地面。當她們站穩之後，臉上總是露出正午陽光一般的燦爛笑容，無論我當天如何疲累，都總能驅散心中灰暗的陰霾，把所有壓抑都瞬間溶化掉。

她們很少只玩一次就收手，往往要放飛兩三次才滿意。一個人兩三次，兩個人就變成了五、六次，雖然對成年人來說也頗費氣力，但我們仍樂於提供這項人肉機動遊戲。只要看到她們天真的笑臉，我們心裏就是甜滋滋的。

這些年來，隨着時間的推移，我們在反覆進行這個遊戲的過程中，無意間獲得了體驗女兒成長最直觀的途徑。剛開始的時候她們還沒到兩歲，我和太座可以輕易把她們甩到頭頂的高度。隨着歲月緩緩流逝，她們的體重悄然起了變化，要把她們拋到同樣的高度，就需要一小段助跑的距離。因此，我們要待路人走過，

清空跟前的一條跑道，然後夫婦二人得跑上兩三步，才能以最大的力量把女兒彈射出去。這種彷如陸上航母的彈射升空作業，往往把附近的路人看得目瞪口呆，一直以來沒有人以懷疑虐兒之名致電報案，已算是不幸中之大幸。之後她們越長越大，也變得越來越重，即使採用彈射升空的方式，也逐漸變得力不從心，起飛的高度無可奈何地越降越低。時至今日，我們只能把大女兒勉強拋到腹部前面，二女兒則稍為高一些。

我們希望只要仍有力氣，就一直延續這個遊戲下去，好讓我們繼續享受美好的家庭時光，回味甜蜜的共同記憶。到了某一天，若我們無法再為她們提供起飛的動力，相信我和太座一定會若有所失，並體會到我們的女兒已經長大，離開父母的一天快將到來。從此以後，如何離地騰飛，就要靠自己的力量了。廣闊的天空，等待着她們衝破家庭的樊籠，自由翱翔。

一些見識過我家特種飛行表演的親友，曾私下詢問我不擔心有意外嗎？我總是回答，不必把小朋友看成是脆弱不堪的小動物，他們真不是少許挑戰都承受不起的。把他們視為溫室裏的花朵那般呵護，可能反而窒礙了將來的成長。況且，由於擁有醫學知識，我在進行這個遊戲時已採取了有效的防禦措施，刻意避開一種小童常見的病患。

在寫下這個章節的前一天，我回顧了多年前台灣媒體轉載我

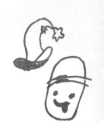

專頁的一篇分享。正是這個被轉載的病症提醒我，要把女兒們的飛翔故事寫進書中的。

我在約十年前的分享中寫道，一名母親帶了兩歲多的小女孩來醫院，小女孩前一天晚上跟爸爸睡覺，早上起床後就不再用左手拿東西。由於小朋友年紀太小，無法完整地表達自己的病徵和感受，所以父母不知她到底發生了甚麼意外。母親抱着她走進診療室的時候，她因為等候得太久已睡着了。我沒有意圖吵醒她，只是直接握着她的左臂，飛快地做了一連串的動作。兩秒之後，小孩驚醒大哭，而我卻胸有成竹地知道已把她治好了。

母親一臉無奈地看着嚎啕大哭的女兒，對我的自信卻半信半疑。我請她帶同女兒到外面休息十五分鐘，然後再回來。果然，她回來的時候已是另外一副眉目，女兒早已停止了哭泣，也能愉快地活動起雙手來。

小女孩患上的是牽引肘（Pulled elbow），這是兒童最常遇到的骨科病症之一。我經常在腦海中幻想出一個溫馨的情景，爸爸媽媽站在兩旁，小朋友站在中間，以兩隻小手牽着爸爸媽媽的手。爸爸媽媽同時發力，竭盡自己的力量讓他的夢想騰飛。小孩縮起雙腿，隨即就像盪鞦韆一樣搖來晃去。但反高潮馬上席捲而至，他剛騰飛起來就放聲痛哭，迫不得已立刻強行緊急降落，而且重新腳踏實地後就不肯再活動其中一條前臂。這個看起來帶有

樂極生悲氣氛的溫馨場景，無疑就是自製「牽引肘」危機最真實的寫照。

肘關節（Elbow）由肱骨（Humerus）、橈骨（Radius）和尺骨（Ulna）三根骨頭的末端組成，並利用多組韌帶將這些骨頭固定在正常位置。幼童的肘部由於發育尚未成熟，所以前臂若遭受外力拉扯或扭動，就會導致韌帶伸展以及橈骨脫位。很多時候家長也說不出有沒有拉過小朋友的前臂，小朋友更說不清甚麼部位疼痛，只是一直不願意活動其中一條手臂。牽引肘在急症室裏是極為常見的病例，病發的年紀一般在半歲至五歲之間，主要集中在兩三歲的小童身上。如果沒有摔倒、壓傷或撞傷的病歷，一名兩三歲的小童突然失去一條手臂的活動能力，基本上全都因這個病症而起，經驗豐富的醫生很容易作出正確診斷，並不需要借助X光或其他的檢測手段。

牽引肘不是關節脫位（Dislocation），只是半脫位（Subluxation），所以肘部沒有明顯的腫脹或變形，從外表上看不到任何受傷跡象。牽引肘的復位術（Reduction）也極其簡單容易，一般在兩三秒之內便可以完成，很多時候父母仍未把病歷說完，治療就已經完成了，正如我提及的那個病例一樣。

正因為如此，我在遇到這種症狀的時候，總會故弄玄虛地戲弄父母一番，在花兩三秒把牽引肘復原後，便稱他們嚎哭中的小

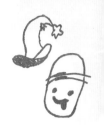

孩已經痊癒了，還不忘詢問父母信不信世上有神醫的存在。以前從沒經歷過這種狀況的父母，對孩子已被治癒的説法總是難以置信。但十五分鐘之後，大部分人也真的會把我視為醫神。

由於我有先見之明，所以在把女兒彈射出去之前，只會握着肘關節以上的手臂，從而避免了牽引肘的出現。到現時為止，我和太座從未失手，而兩名女兒也安全渡過了牽引肘常發的年齡。

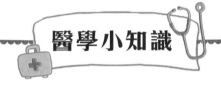

牽引肘復原術

牽引肘的復原術極其簡單，只要把受傷那邊的手臂伸直，並把前臂向外翻，直至手掌面向前方，然後以大拇指按着肘部外側用力壓下。復位術成功的話，大拇指會感覺到皮膚下面橈骨被推回正常位置的微細移動。其實，即使不進行復位術，大部分牽引肘都可以在 24 小時內自行復原。

最窩心的聖誕禮物

　　作為一名急症室醫生，我需要輪班工作，上班下班的時間極不規律，因此不能經常陪伴女兒左右，成為一直隱藏在心中的遺憾。她們上學以後，若我當早班的話，兩姊妹還未起床就要出門，那天就只能趁一起吃晚飯時共聚片刻天倫之樂。若當午更的話，她們清早就要上學，而我放工回到家裏已是凌晨時分，她們早就睡了，可能一整天都沒有機會和她們交談。

　　平常照顧兩個小朋友的責任主要落在太座身上，她每天都要頻繁地接送女兒們上學和前往課外活動的地點。她們相處的時間比我多不止一時三刻，與媽媽的感情因而比我親密，令我一直不是味兒，心藏不應存在的嫉妒。每當有機會送她倆上學和到活動的場地，甚至只是外出溜達或吃飯，我都一定會珍惜這些難得的機會，盡情感受她們的天真和淘氣。

　　一年聖誕節的前夕，太座有要事纏身，罕有地由我隻身伴隨兩名女兒一天。回家之前，我們行經一個商場，由於聖誕將至，櫥窗和貨架上放滿了林林總總的應節禮品。我走在中央，雙手拖

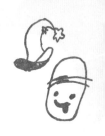

着兩個小不點緩步而行，愜意地享受着兩隻小手傳來的溫柔。本來我沒有特別想購買禮物的念頭，畢竟購物並不是我的強項，只是難得有機會獨自帶女兒們到商場，而且也覺得應該應一下節，所以隨意地說了一句：「妳們有沒有東西想買，爸爸買給妳們。」

不說尤可，說了卻讓我獲得人生最大的一個驚喜。隨之而來的對話強烈地震撼了我的情感，足以讓我在有生之年，每次回想起來都感到無比的甜蜜和滿足。兩個女兒如此看待她們的父親，讓我心中的幸福滿溢。

「唔得㗎！唔得㗎！啲嘢好貴㗎，唔買得㗎！」兩姊妹不加思索，便異口同聲地大叫着說，臉上更一本正經地掛着嚴肅的表情。

平常我絕不以廣東口語入文，認為有損作品的文化素養。這次破例，是為了不加修飾、一字不漏地複製她們的原話。

我被她們的趣怪表情逗樂了，便蹲下身來，把視線調整至同一水平高度後笑着說：「妳哋連禮物都未挑選好，點知道好貴呢？而且可以貴得去邊度呀？」

「唔得㗎！唔得㗎！媽咪話你賺錢好辛苦㗎，所以唔買得㗎！」兩人又異口同聲地大叫了起來，語氣比之前更為焦灼，空氣中隱隱滲出惶恐不安的味道。

剎那間，我的內心感觸到差點崩潰了。她們說的固然是事實，但哪個愛惜家庭的父親工作是不辛苦的，所以這個事實根本不值一提。觸動我神經的是眼前這兩個小人兒，只有六、七歲的小腦袋竟然已經知道了真相，而且更把它珍而重之。同時我也衷心感激太座，她明顯也十分體恤我的辛勞，並把兩名女兒教導得如此通情達理。

　　女兒們不像同年紀的小孩，自小到大從未嚷過要買玩具和禮物，對物欲表現出這個資本主義社會中少有的淡然。我一直都察覺到這個特點，欣喜之餘也頗為費解，到了那一天才總算真相大白，原來是太座循循善誘的功勞，也暗自感恩兩名女兒孺子可教。

　　「唔得，今日我一定要買件禮物畀妳哋！」為了要答謝女兒們對我的體貼，我鐵了心要趁這次機會留下一些實質的印記。

　　「唔使啦，唔使啦，媽咪會唔鍾意㗎！」大女兒誠惶誠恐地回答，小女兒則一臉惶惑，只能驚慌失措地盯着姐姐。

　　看到她們既可笑又可愛的樣子，早已把我的內心融化了。

　　「唔使理媽媽住，你哋兩個想唔想要聖誕禮物先？」這是我當時的原話。

　　「都想嘅……」

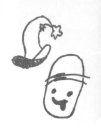

　　我已記不清是誰說的這句話，但這絕對是我希望得到的答案。於是，我把她們帶到附近一間出售聖誕飾物的店舖，任由她們自行挑選。

　　兩個小人兒好像劉姥姥進了大觀園，對貨架上的物件充滿好奇心，把每件禮品都拿在手中欣賞和把玩。兩人時而交頭接耳，時而從眼中迸發出飢渴的光芒，時而用嘴巴透露出驚嘆的表情。我看在眼裏，心裏升起一股甜滋滋的暖意，感到自己那天成為了世上最幸福的爸爸。

　　經過一輪挑選，二人各自把一袋貼在玻璃上觀賞的裝飾物，牢牢地握在手中，捨不得再放下。一袋是以聖誕老人組成主題，另一袋以雪人作為構形。我看她們似乎已選定心頭好，便詢問二人是否想要這些禮物。

　　「唔使啦，我哋睇下就得㗎喇，媽咪唔畀㗎！」

　　讓我意想不到的是，面對物質的誘惑和試探，她們仍然能夠堅持原則，信念沒有半點動搖。

　　正面強攻沒有奏效，我隨即改變了戰術，先向平日最調皮搗蛋的小女兒入手，集中火力攻擊二人中防守力較薄弱的一方：「妳先唔好理會媽媽點諗，我只想知道妳鍾唔鍾意呢件禮物？」

「鍾意……」二女兒猶豫了一會兒，然後古靈精怪地轉動起水靈的眼睛，靦腆地洩露了真實的內心世界。

「咁就得喇，我而家打電話畀媽咪，妳哋問下佢畀唔畀我買。」我胸有成竹地對她們說。我深信太座一定會助我達成心願，她完全沒有反對的理由。

撥通了號碼之後，我把手提電話交給了大女兒。她和另一端的母親交談了約一分鐘之後，便笑逐顏開地把電話交還了給我，隨即轉身欣喜若狂地對妹妹說：「媽咪話畀爸爸買啊！」

妹妹馬上拍着手蹦跳起來，標緻的臉龐立刻掛上了燦爛的笑容。

付款的時候，我才發覺兩袋飾物一共才三十多元。然而，這三十多元的禮品，已經足以讓女兒開心一整天，也是我有生以來見過最窩心的聖誕禮物。由此可見，禮物的真正價值並不取決於金額，而在於與禮物聯繫起來的感情故事。我對女兒們在小小的年紀已培養出正確的價值觀，感到無比欣慰。

我感激太座在女兒心中，為我建立起一個替她們努力拼搏的形象，縱使我無法時常陪伴左右，亦能時刻銘記爸爸的辛勤付出，感受到父親無窮無盡的愛。我對她們幼小心靈展露出來的同理心，深感驕傲，並因此確定二人絕無患上亞氏保加症。如果可

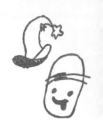

以，我一秒也捨不得離開她們，亦盼望能和太座互換身份，讓我親眼見證兩姊妹成長的每一分每一秒。惋惜的是，我是家庭的唯一經濟支柱，不能率性而為，唯有作出苦澀的犧牲。

那個聖誕節，家中客廳的窗戶貼滿了其他小朋友眼中沒有多少吸引力的聖誕老人和雪人，但我家卻因這些便宜的裝飾品而彌漫着歡聲笑語。我料想得到，以後只要看到這些貼在窗戶上的聖誕老人和雪人，我就會記起人生中曾經有過的這一段甜蜜回憶。

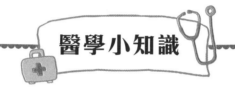

醫學小知識

亞氏保加症

亞氏保加症（Asperger's syndrome）是一種因先天性腦部功能異常而引致的發展障礙，屬於自閉症譜系障礙的一種，病徵普遍在孩童時代已出現。

患者的智力和語言能力一般都正常，主要病徵為社交和溝通困難，欠缺社交興趣和技巧，行為比較固執，興趣極為狹窄，且情緒表達和理解能力薄弱，缺乏同理心。由於以上原因，患者難以結交知心朋友，甚至受人排斥，因而對事業和人生的發展有一定影響。

非常外父揀女婿

　　本篇故事的標題，說的不是我自己的情況。我的兩個女兒還不足十歲，怎可能有準女婿讓我挑選。雖然如此，它的表述不但沒有完全脫離事實，而且與我真實的寫照竟然驚人地相似。

　　為這個章節思考標題的時候，我最終照搬了荷里活一套電影的中文譯名，英文原名為 *Meet the Parents*。我記得是在大學畢業三四年後看這套電影的，影片的男主角是著名影星羅拔迪尼路。他飾演一名已退休的美國中情局測謊專家，對打算向女兒求婚的男護士準女婿極為不爽，於是運用自己的心理戰技術專長，對他作出百般刁難和試探，弄得準女婿一度崩潰沮喪，不得不懷疑人生。

　　初看這部電影的時候，我覺得劇情無疑誇張得過了頭，只是低成本喜劇中的搞笑橋段，絕不可能在現實中出現。然而，到了自己成為父親，家中多了兩名女兒才恍然大悟，更對這套電影產生了強烈的共鳴。我深信，電影原著的編劇應該也是家有女兒的父親，否則不可能寫出這種直擊男性心靈的創作。對於偷走自己

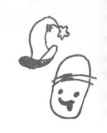

一塊心頭肉的陌生人，身為爸爸實在難以無動於衷。

　　早於大女兒剛出生後不久，多愁善感、傷春悲秋的我，就已經提早二三十年為女兒將來組織家庭，離開我們兩夫婦而感到揪心傷感。太座的性格比我剛強，想也不想就回懟我說，她知道女兒和母親的感情通常比較密切，不會像大多數男孩一樣捨棄媽媽，定會經常回家相聚，因此不會失去女兒。女兒對父親如何，就看我怎樣與她們相處了。這段話對紓解我的憂慮沒有絲毫幫助，更加重了我的危機意識。

　　後來，我知道自己並非這世上唯一杞人憂天的父親，碰到若干擁有相同想法的同道中人，才稍為有所釋懷。我的一名醫生朋友說，他也是在女兒剛出世後就預感到離別之苦。他還說，將來女兒的男朋友正常的還好，若傷了他心肝寶貝的心，一定會把那個男人痛揍一頓。這是一段發聾振聵的內心自白，真箇英雄也！其實，我的行為準則與他不謀而合，只是為免引起讀者投訴，把我告上法庭，才借用他的話來代表自己的想法。

　　到了大女兒上小學三四年級的時候，一天放學後她對我們提起，班裏的一名男同學當天在學校對她說：「I have a crush on you」。那是喜歡上她的意思。

　　天呀，這真是個晴天霹靂！就像絕世的武林高手，無論在何處深山野嶺隱姓埋名，要躲的始終躲不掉。當初腦海裏的憂慮，

第一次蛻變成現實中的問題，而且來得比我預計中的早。數十年前，我要到上小學五年級，才首次有了心上人。可惜的是，那只是初試啼聲的暗戀，最後無疾而終。要成功建立拍拖的關係，還要等上好幾年後才遇到另一名童話裏的公主。

如果是電影裏的橋段，我深信編劇會為羅拔迪尼路撰寫一段這樣的獨白：「你這臭小子，癩蛤蟆想吃天鵝肉，也不端一盤水過來照照自己的臉。你快給我滾，不要再纏繞我的女兒，不然我把你的腿也打斷。」

我想得出這段對白，自然和編劇有相同的靈感，只是不敢宣諸於自己的口而已。我在寫完這句台詞後心裏才有些好奇，當年我和那位就讀同一所中學的公主拍拖，不知她父親心裏有否說過同一段話。

又過了一年多的時間，不但大女兒不時說有男同學向她表示crush on her，就連一向傻瓜瓜的二女兒，在學校也有了這些狂蜂浪蝶，而她們也羞澀地說自己亦曾給過男同學 crush。我唯有無奈地承認，外圍防線是守不住了，只希望守住最後的防線。

女兒的父親最大的矛盾，是既憂慮女兒嫁得不好，又擔心女兒嫁不出。嫁得好與不好，未拍過拖根本無從得知，甚至結了婚仍不能肯定。如果連戀愛也沒經歷過，那麼就得把嫁得不好的機會也消滅掉。因此，我明白始終有一天要放手，讓她們親身

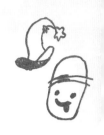

經歷，自己選擇。父母只能從旁引導，提供意見，指出甚麼可以做，甚麼是不能逾越的紅線。畢竟，在求學時期拍拖也是成長的一部分，欠缺了這個重要的組成部分，人生也並不完整。

由於工作關係，我經常遇見為情所困而尋死的年輕人，事後總令人難以釋懷。在二十多年的行醫生涯中，讓我印象最深刻，同時也最難過的一宗個案，便是與感情瓜葛有關的。若干年前，一雙門不當戶不對的小情侶，被家人阻止繼續發展下去。某天，男孩登門向女友懇求復合不果，便決斷地從陽台一躍而下，了卻君王天下事，贏得生前身後名。我看着哭成淚人的女孩，心中也像被刀割一樣，深深為眼前的這名年青人，以及背後的兩個家庭而感到難過。希望過了這麼多年，他們心中的傷口已經痊癒。

遠的不說，即使在自己身邊，也發生過同類事件。三四年前，在大女兒的舊校，一名剛轉校過來的學生選擇了以地心吸力結束自己的生命，據說原因也是與父母阻止感情發展有關。

借助醫生的身份，我有比別人更多的機會看透這個世界，在經歷過一宗又一宗血的教訓之後，我深深體會到一個道理。在不少父母眼中，自己求學中的兒女少不更事，便主觀地認為他們若能讀好書，以後找到合適對象的機會多的是，所以求學期間不應談戀愛。我認為這種想法是不正確的，兒女的感情事父母不宜單方面決定，否則後果可以很嚴重。父母的那種想法只是站在自己

的角度看世界，未能完全體諒兒女的感受。如果親子關係密切，兒女總不會完全無視父母的意見，也不會一意孤行。所以最重要的，還是和子女建立起關懷和互信的關係，保持融洽的溝通渠道，通過協商化解問題。

說了大半天，我好像自詡為一名戀愛專家。雖說對戀愛方面的事頗有理性的認知，但我仍難以百分百保證，當兩隻小鬼首次帶同男朋友回家時，我會否失去控制，立刻變成客廳中的羅拔迪尼路。如果她們足夠聰明的話，應該先找一個大概率會通過父親測試的人選，才把他帶返家門。

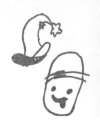

醫學小知識

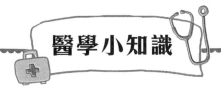

自殺警號

　　不少人都曾輕率地說過要死的賭氣話，但不等於真正擁有自殺的念頭。以下是高危的自殺警號，若觀察到身邊親友具有多項相關特徵，應盡快尋求專業醫護人員協助：

1. 認為自己是其他人的負累
2. 社交孤立
3. 強烈的焦慮感
4. 表達受困而且沒有出路的感受
5. 濫用藥物次數增加
6. 易怒
7. 極端的情緒波動
8. 絕望的感覺
9. 失眠
10. 口頭或在社交平台上表達尋死的願望
11. 透過不同途徑尋找自殺的方法和工具
12. 籌備自殺的詳細計劃

萬聖節的幽靈

　　這本書在構思成形之前，我一直都有個心願，希望能和女兒們合作出版一本書，由我以文字記下父女生活的趣事，而她們則充當插畫師，把故事內容透過小朋友入世未深的視角，以她們靈巧的小手刻畫出來。事成之後，這本書必定會成為爸爸的珍藏，年老後經常坐在安樂椅上翻閱。只是不知道有沒有讀者會成全我的一己私慾，肯樂意花錢購買。

　　當我在 2022 年底得悉，出版社接納了我的建議，同意出版這本以親子為主題的書後，我第一個想起的就是以下這個趣緻的故事，隨即決定把它寫進書裏去。

　　我的太座從來都不認為丈夫是個好爸爸，經常投訴我為了滿足自己的快樂而作弄兩個女兒。問題來了，多年來我都不是一個墨守成規、安分守己的人，而兩名女兒卻一向天真單純得令我驚奇。這麼好的一對組合，我怎能忍得住不戲弄她們。

　　話說在 2021 年萬聖節的前一天早上，晚上就寢前放置於床邊的其中一隻拖鞋不翼而飛了，我尋覓良久才在附近一張凳子上

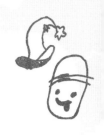

的毛巾堆中尋回，原因不明。在發現拖鞋的那一刻，兩名女兒笑逐顏開，你一言我一語討論着那隻拖鞋怎會跑到毛巾堆中，而且拼命拉着我解釋因由。

我於是信口開河，盡顯天馬行空的本性，煞有介事地對兩名女兒說，其實在幾年前我已經開始懷疑，那雙拖鞋是一對詭異的生物。它們雖然平常不吃不喝，不會移動，更不會長大，看起來和正常的拖鞋無異，但每當到了萬聖節前後的一兩天，就會有詭異得陰森恐怖的事情發生在它們身上。每年萬聖節前夜，其中一隻拖鞋會在晚上所有人入睡之後，自己跑到別的地方，而且會在早上展現出哈哈笑的表情。這種奇異的事情在過去幾年都有發生。

兩名天真無邪的女兒聽得投入萬分，不斷問我關於拖鞋的故事，而我就繼續發揮創作力量和幻想。她們最後卻信以為真，興奮地等待着明天萬聖節早上的到來。

這次我的太座一反常態，竟然與我合謀一同戲弄兩個小魔娃。她在晚上女兒入睡後，在每隻拖鞋畫上了哈哈笑的表情，更把其中一隻放在客廳的中央。

一夜無事，到了隔天萬聖節一大清早，小女兒起床後便雀躍萬分地嚷了起來，說要查看拖鞋是不是已經變成了 spooky creature（幽靈怪物）。當然我也交足了戲份，表情十足地配合她

大叫真的不見了一隻拖鞋，可能已經連夜逃跑了。大女兒在睡夢中被我們驚醒，也隨即跳下了床，二話不説就加入到尋找詭異生物的小隊之中，並主動提議和妹妹進行比賽，看誰首先尋回走失了的萬聖節幽靈。

在睡房進行完地氈式搜索後，最終她們在客廳中央的地板上找到了那隻怪獸，而且在看到牠的哈哈笑表情之後，便捧起肚子笑翻了腰，更取笑牠在逃跑時連舌頭也伸了出來。

她們忙着透過 WhatsApp 和親朋戚友訴説遇見萬聖節幽靈的故事。經過一輪磋商，我們議定好為萬聖節幽靈們取兩個響噹噹的名字。左面的叫「左拖」，右面的叫「右鞋」。中午還未過，她們已經開始期待着「左拖」和「右鞋」下一年的重臨。

我相信經過這次萬聖節靈異事件後，太座終於明白何以我對捉弄她們如此樂此不疲。萬聖節翌日，兩名女兒早上起床之後，馬上興高采烈地查看「左拖」「右鞋」身上的哈哈笑表情是否依然存在。神奇地，這次連我也嚇了一跳，兩個哈哈笑表情早已消失得無影無蹤。我料到這是太座昨夜深宵的節目，把我也瞞過了。那天早上，我瞥見她的嘴角禁不住偷偷向上揚了幾次，即使她沒有向我告白，我也能體會到她心裏一定是甜滋滋的，甚或自鳴得意起來也説不定。

上學之前，兩個女兒已經對萬聖節幽靈深信不疑。她們嚷着

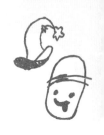

要把世上存在萬聖節幽靈的事告訴全校的同學。大女兒已準備向同學發電郵了，只希望她不要驚動了校長，否則我也真不知道該如何在校長室裏解畫。

我是在 2022 年 10 月 15 日撰寫這個故事的，距離今年的萬聖節只有半個月時間。我偷聽到姊妹二人已談論起萬聖節幽靈會否重來的事。對我來説，這麼愉快的遊戲怎可以只玩一次，相信太座也會樂於配合。但今年我們遭遇到一個不小的技術性問題，由於數月前已更換了新的拖鞋，為了避免她們心生疑竇，我要盡快思索出一連串能自圓其説的藉口，以解釋舊萬聖節幽靈的去向，新幽靈曾做過何種怪異行為，並要為新幽靈們想過另一對更具氣勢的名字。

由於時常説謊欺騙兩名女兒，我偶然也會反思一下，自己是否患有某類説謊成性的心理病而不自知。每次在我作自我檢討的時候，思緒中都會出現同一種疾病的名字 —— 孟喬森症候群（Munchausen syndrome）。

孟喬森症候群是一種心理病，患者典型的症狀是透過假裝有病，意圖獲取其他人的同情和關注，從而獲得心理上的好處。他們經常向周遭的人聲稱自己患上某些疾病，並模仿這些疾病的症狀，最極端的情況甚至會作出傷害身體的行為，令自己表現出來的症狀和所聲稱的疾病更吻合。患者通常對某種疾病具有十分深

入的認識，所以能作出非常接近的模擬，而且毫不介意進行各種檢測，也樂於接受任何治療。由於反覆進行了各種客觀的檢測，都無法證實病者聲稱的疾病，到最後才會讓醫生懷疑起這種特殊的情況。孟喬森症候群的病因至今仍未完全明瞭，但和心理及生理方面的毛病都有關係。治療方法主要依靠心理治療，藥物一般無任何作用。

每次腦海中出現這個疾病的影像時，我都必定反覆斟酌自己是否其中一分子。在排除了這種疾病的可能性後，我總會如釋重負般舒一口氣。我告訴自己，說謊主要是為了逗女兒們笑，本身不會獲得甚麼利益，而且我最怕痛，根本就不會接受如抽血化驗等檢測，更不會接受無謂的治療，我怎可能有這個病。畢竟，承認自己患有心理病並不是一件光彩的事。至於是否自欺欺人，砌詞狡辯，坦白地說，我也沒有十足的把握說清楚。

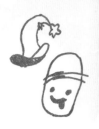

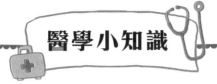

孟喬森症候群

健康的整體含義，除了肉體上的健康之外，還包括了精神上的健康。大部分人對肉體上的疾病認識較深，對精神方面的毛病認識卻相對貧乏。誠然，精神方面的毛病種類繁多，較常聽到的有精神分裂症（Schizophrenia）、抑鬱症（Depression）、焦慮症（Anxiety）、雙相情感障礙或躁狂抑鬱症（Bipolar affective disorder），以及林林總總的性格障礙（Personality disorders）等等。

不少精神方面的疾病，除了要看精神科醫生（Psychiatrist），接受藥物治療之外，也需臨床心理學家（Clinical psychologist）的介入。俗語有云，心病還需心藥醫，並非所有精神毛病都可以用藥物治癒的。臨床心理學家的工作主要以非藥物的手段，透過和患者對話，分析他們的心理狀況，讓病人更清楚自己的問題及面對的處境，並提出實質的改善方法，以此作為心理治療。

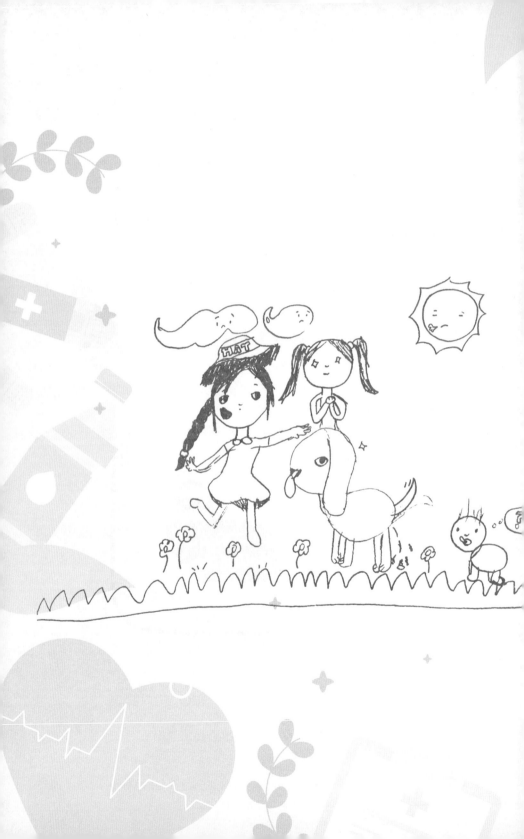

Chapter 3

難以捉摸的朋友

愛的教育

　　2022 年 10 月最後一個星期六，當完夜班，早上回家，太座已帶了孩子外出進行課外活動，只剩下我一個人在屋子裏。

　　窗外陽光明媚，金黃色的光線灑在對面大廈的外牆上，和暖而溫柔。我一面呷着卡普契諾咖啡，一面聽着唱盤播放出《溜冰圓舞曲》悠揚的調子，懶洋洋地享受着一個愜意的週末上午，心情許久沒有如此輕鬆愉快。

　　這段時間，我一人投身三份工作。由於醫院人手極度短缺，在正常上下班之外，我仍要經常加班。這個月的加班時數，已接近正常工作量的四分一。除了當醫生，我還要在工餘時間飾演作者的角色。為了不影響和孩子們寶貴的共聚時光，唯有東拼西湊出零碎的空閒時段，把握機會不停地寫。我在孩子們上學之後至下午上班之前的幾個小時內寫，在晚上她們入睡後寫，在咖啡室裏寫，在等候她們完成課外活動時寫……這樣下來，單是 10 月一個月內，我已完成了新書五分之一的寫作計劃，昨天在早晚班之間的休息時間，才又寫完了一篇新文章。

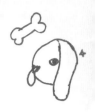

　　如果要我評價辛不辛苦，勞不勞累，答案是肯定的，但我享受每一分每一秒都沒有閑着的感覺。人生苦短，當努力發揮自己的潛能，讓匆匆一生活得精彩和有價值，莫負凌雲萬丈才，也算對得起自己的一副臭皮囊。

　　小時候成長在一個清貧的家庭，一家四口在我初中之前，都擠在大角咀和深水埗區的分租房間中生活，最大的那一間也不超過 70 平方英呎，還要受盡包租婆的白眼。由於貧窮，我沒有機會享受到其他同學的快樂，甚麼海洋公園、麥當勞餐廳、電子遊戲機和超合金模型，莫說要體驗和擁有，那時根本連想一下都不敢。還記得，我是到了小學六年級才由爸爸第一次帶到麥當勞快餐店的，那天我從漢堡包和薯條裏感受到爸爸無微不至的愛。在我心裏，那所快餐店是想像能及的最高級餐廳。

　　到了中五那年，暑假時到一間位於長沙灣的製衣廠當短工。一天，西德籍老闆那位漂亮的韓國籍空姐太座需要安排午飯，我被指派到尖沙咀假日酒店領取外賣套餐。我直到現在還深刻記得，那份外賣價值 150 元，而我一天的薪水只有可憐的 100 元。這件事在我三十多年前幼嫩的心靈激起強烈震撼。那是我人生第一次進入高級餐廳，面對室內豪華的裝修才恍然大悟，麥當勞並非想像中最高級的餐廳。原來這個世界上，人與人之間可以有天壤之別，富人的一頓午飯比我辛勤勞動一整天的工資還要高，而他們還要另外吃早餐和晚餐。可笑的是，當年我還沒有讀過「朱

門酒肉臭，路有凍死骨」這兩句詩，否則心靈必定會受到更致命的創傷。慶幸今天可以把杜甫的這兩句名言寫在書中，總算補償了當時知識上的淺薄和情感上的遺憾。

考上大學之前，我最好的娛樂就是看課外書，以及進行各類不需要花錢的運動。任何只要與金錢沾上一丁點兒邊的活動，我自知都不可能參加，所以早就敬而遠之。網球、樂器、演唱會、海外旅行等活動，我都無法接觸得到。貧窮壓榨了我的活動自由，局限了我的思維空間。我在人生早期的階段，已經深刻意識到這種困局，所以在孩提時就明白，若要改變命運，改善生活，就必須努力讀書，那是我整個人生唯一的出路。

我的女兒們是既幸運又幸福的，我把她們戲稱為福娃，也絕不為過。前人種樹，後人乘涼，經過爸爸早年的不懈努力，她們不用重蹈父親少年時的覆轍。從來到這世界那一刻起，孩子們就擁有優越的物質生活，享受多姿多彩的童話仙境，爸爸兒時不敢奢望的東西，對她們來說卻是順理成章、理所當然。不要說麥當勞，她們早就到過比假日酒店更好的餐廳。若要看課外活動，她們多得應接不暇。兩姊妹雖然小小年紀，很多方面的能力卻已超越了父輩。還未到十歲，她們已學懂彈琴、唱歌、舞蹈、四式泳姿，英語也早就說得較爸爸好。她們的眼界和經歷，遠非我當年可比，甚至連如今的我在不少方面也追不上。活了幾十年的自己竟然比不上未滿十歲的女兒，這種諷刺經常讓我懷疑人生，發出

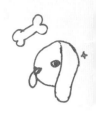

究竟是自己才智愚笨，還是她們天賦異稟的慨嘆。

雖然孩子現時生活平穩，但我經歷過艱苦歲月，深明幸福並非必然的道理，心中懷有強烈的憂患意識，知道美滿人生絕不是從天上掉下來的，而要憑自己勤勞的雙手創造出來。俗語有云，「由儉入奢易，由奢入儉難」，我最擔心的是姊妹二人過慣了安逸的生活，慢慢失去了前進的驅動力。

兩個女兒是迪士尼卡通片的忠實影迷，但我不希望她們有朝一日變為城堡裏的公主，雖然那種生活有夢幻一般的吸引力，我反而期待她們成為策馬奔馳的花木蘭。我的血液裏流淌着努力拼搏的基因，那是從父親身上遺傳得來的，我渴望也可以把這種珍貴的品質傳承給女兒。

若要列舉我對兩個孩子曾經作過的訓勉，那必然是「我希望妳們努力讀書，長大了做個有用的人」。

這是我對她們最常說的一句話，也最真實地反映了我的期盼。我希望她們認真讀書，並非要求長大後飛黃騰達。對於我來說，人生的價值不在於賺到很多的錢，而在於達成自己的夢想，取得足以令自己感到驕傲的成就。無論一個人有甚麼夢想，都需要知識才能圓夢，而知識就是敲開成功大門的鑰匙。有了知識，才會擁有塑造未來的機會。

兩個孩子年紀還小的時候，無論我如何苦口婆心，她們都無法理解為何要努力讀書，也不能明白何謂努力讀書。雖然她們自小已十分喜愛看書，但二人小小的腦袋分不清看書和讀書之間的分別，而且也不知道怎樣才算努力？在我長年累月的囉囉嗦嗦之後，大女兒最近似乎開竅了，終於體會到了我的心情。她在知道爸爸以往辛勤工作一天之後，仍買不起一個外賣午餐盒，就馬上為爸爸感到可憐和痛心起來，也漸漸明白自己的錦衣美食得來不易。

　　近幾個月來，我觀察到無論在閱讀、做功課還是練習樂器，她都是極為專心一致的，讓我在她身上隱約看到自己兒時的影子。幾天前，閒談間她突然跟我說，在課堂上有一兩名男同學經常吵吵鬧鬧，阻礙了她聆聽老師的講授。我頓時有了如釋重負的感覺，她的切身感受證明她已調節好正確的學習態度，走上了用心求學的坦途。看來我不再需要對她重複那句訓勉了。

　　大女兒的那句話也讓我可以肯定地說，她沒有專注力失調的問題。專注力失調或過度活躍症（Attention deficit hyperactivity disorder）是一種屬於神經發展障礙的精神病患，更廣為人知的是它的英語簡寫 ADHD。這個病症極為普遍，我的不少親朋好友以及他們的子女，皆是此病的患者。大女兒兩歲之前說話不多，而且對我們的話沒有多大興趣，以致我也曾懷疑她患有這種情況。後經醫生朋友的評估，才排除了這個可能性。

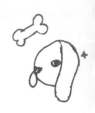

　顧名思義，專注力失調或過度活躍症的主要特徵，是難以專注於自己要做的事情、過度活躍，以及做出不理會後果的行為等等。患者一般在 12 歲之前出現徵狀，即使父母不察覺孩子有異樣，學校老師也會觀察到特殊的行為。

　ADHD 最典型的表現為難以專注在一件事情之上、容易忽略事情的細節、常會遺失隨身物品、健忘、不易完成複雜的功課和任務、難以正常安坐、時常離開座位、經常處於停不下來的活躍狀態、説話頻率較正常人多、在對話中常常插嘴打斷別人説話等徵狀。不難想像，在學校裏展現這些行為的學生，一般都不會受到同學和老師歡迎，或會被視為麻煩製造者而受到排擠。因此，父母和老師對這種精神病症的認識尤為重要，否則延遲了治療，有可能使患者在人際關係及學業上出現問題。

　直今為止，醫學界對這個病症的致病原因仍未有定論，極可能是基因、環境和社會等多種因素相互作用下的結果。主流的治療方式包括心理治療、行為治療及藥物三方面，也常會混合幾種方式一起進行。另外，患有 ADHD 的學童一般都有特殊教育需要，在學習上需要學校提供特別的支援。

　大女兒常説長大後想當老師，這是她人生的第一個夢想，稱可以把知識傳授給其他小朋友。儘管我不知道她以後會否改變這個志願，假若她真能達成夢想，當上老師，我希望她對那些經常

在班上吵吵鬧鬧的同學提高警覺，不要一味怪責他們妨礙其他同學上課。或許他們其中的某一位真有特殊教育需要，說不定要由她作出指導，從而改變他的一生。

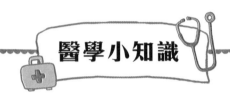

ADHD

　　由於 ADHD 極有可能影響學業成績，所以會間接影響日後的事業和前途，而對人生有多大範圍的影響，取決於徵狀的嚴重程度，以及徵狀會否持續至成年階段。因此，疑似擁有 ADHD 特徵的小童，應及早接受精神科醫生評估。

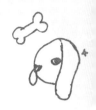

孺子不立危牆下

「我知道人類不呼吸 5 分鐘就會死亡。」大女兒以她慣常的急速語調，在餐桌的對面響亮地說。

「妳是如何知道的？」聽了她的話後，我吃了一驚，很想了解她是從哪裏獲得這個訊息的。

我在她這個年紀，雖也讀過小學的健教課文，但對這些實用的臨床醫學知識一無所知。她說的那個重要數據，我幾乎要在 20 多年前當上急症室醫生之後，才因為工作關係而掌握得到。

「我還知道人類不喝水 5 天就會死，但不吃東西 5 個星期才會失去生命。」她沒有直接回答我的問題，卻以一臉自豪的笑容繼續炫耀她的學識。

儘管她狡猾的小腦袋編織了故弄玄虛的把戲，但卻騙不倒我。聽完她的獨白後，我霎時恍然大悟，這些知識是我之前傳授給她的。

一年前我正忙於撰寫上一本書《愛與夢飛行 —— 飛行醫生工作紀實》，當寫到直升機水下逃生訓練那個章節時，我曾對兩個孩子提及「數字 4 的定律」，想不到大女兒竟把它牢牢地記在心上，只不過把 4 全換成了 5。不過，也無需對她加以苛責。畢竟，她所提出的數字與事實也相差不遠的。

　　「妳很厲害呀！竟然連這些都知道。我記得是上年教妳的，但妳把數字全記錯了。應該全都是 4，而不是 5。妳是怎樣把 4 字記成 5 字的呢？」我耐心糾正她的錯誤時，仍不忘取笑她一番。

　　「不是都差不多嗎？」她知道自己弄巧反拙之後，格格地笑了起來。

　　「我記得你是在寫 flying doctor 那本書時説的。我很蠢呀，我是不是很蠢呀？我是不是真的很蠢呀？這次你會不會把我的蠢事寫在新書之中？」説自己很蠢是大女兒的口頭禪，可以一連説上兩三次，甚至經常厚着面皮地向妹妹表白。

　　兩個福娃得知新書與她們有關之後，就時常催促我把她們寫進書裏。

　　這個故事發生在撰寫上一篇〈愛的教育〉後的一天，亦即 2022 年 10 月 30 日。午飯的時候，一家人坐在餐桌邊閒聊，我向太座提起昨晚南韓梨泰院萬聖節人踏人的災難事件，説已有百

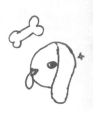

多人遇難。坐在對面的大女兒，出其不意地提起了那些數字。

「妳知道為甚麼人類不呼吸四、五分鐘就會死亡嗎？」我把對話延續了下去。

「因為 suffocation。」她想也不用想，就給出了簡單直接的正確答案。

她上的是國際學校，中文表達能力沒有英語那麼好，中文詞彙有限，大概不懂得「窒息」這個中文詞語。

「那妳知不知道 suffocation 是如何令人死亡的呢？」我追問道。

「因為沒有 oxygen。」她不假思索地回答。

我對她已掌握了這些知識，感到由衷的欣慰。如果她也知道 oxygen 的中文名稱是氧氣，那就更好了。

「那為甚麼被很多人壓着，就會出現 suffocation 呢？」我像平常一樣打破砂鍋問到底，但並不指望她真能解答這條問題。

她整個人停頓了下來，我隱約看到頭顱中的小腦袋在飛快地運轉。

一兩秒之後，她直率地說：「我不知道。我很蠢呀，我是不是很蠢呀？我是不是真的很蠢呀？」

　　在我的內心深處，她怎會是很蠢呢。我絕對相信，她比童年時期的我聰明得多，只是比較單純而已。

　　於是，我把被重物壓着而導致窒息的原因，一五一十地告訴了她。我一向認為，透過周遭發生的事物向孩子解釋科學原理，傳授知識，是活學活用最好的方法，可能比自己看書有更好的效果。

　　又過了一天，某本地報章的記者透過 WhatsApp 傳來訊息，查詢一旦不幸遇上梨泰院的同類事故，家長可以如何自救及拯救孩子，希望我可以回電解答。

　　接通記者的電話後，我寒暄了兩句就單刀直入：「我第一個忠告是，家長不應攜帶年幼的小童，在那些人群聚集的地方出現。無論事先計劃如何週詳，但遇上意外往往卻是身不由己。」

　　我直言自己成為父親後，警覺性提高了不少，深知在人群聚集的環境，生命無法完全由自己掌握，而且小朋友的求生能力極差，一旦發生意外，可能連逃跑的機會都沒有。君子不立危牆下，身為父母更不應讓孺子身處危牆之下。保障孩子的生命安全，是家長無可推諉的責任。

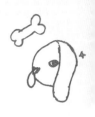

在 1993 年發生的蘭桂芳人群踐踏事件中，我的醫院接收了大部分事故傷者。我從前輩口中獲悉當晚的恐怖狀況，知道後果有多嚴重，所以自此從沒有在節日到過同類場地，更不會帶同小朋友參加。

「我們呼吸時，胸腔需要空間膨脹和收縮。若有多人從上面壓下來，傷者又平躺在地上，胸腔就不能膨脹和收縮，肺部也不能進行正常的氣體交換，經血液流到大腦的氧氣就會減少。由於缺氧，傷者會逐漸意識迷糊，隨之陷入昏迷，5 分鐘左右就已經可能窒息死亡。即使未引致死亡，急救後也極有可能留下永久性的腦部傷殘。這個過程只需要 5 分鐘，所以留給搶救的時間極短。」

在講述人群擠壓而引致窒息的機理時，我把前一天向大女兒說的話重複了一遍。訪問完結後我才記起，平常我也是以 5 分鐘作為時限的，何以要多此一舉糾正女兒呢。

看來她不但用心聆聽，而且更有先見之明。

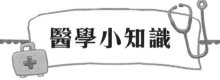

醫學小知識

人群擠壓

　　一些救護機構提倡以側臥和捲曲起身體的方式，避免在人群踐踏意外中被擠壓致窒息而死。然而，這種姿勢只是理論上可行，但實用性很低。若人群並不擠擁，根本就不需要以這種姿勢預先躺下。若人群已十分擁擠，也不可能有足夠的空間以這種姿勢躺下。在極端擠迫的情況下，不少人是雙腳離地被夾在人群中的，也有傷者因而窒息而死。這種難以在適當時機施展出來的手段，絕對不能作為求生的依靠，反而可能讓人產生虛假的安全感，不可不察。

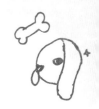

天堂之光

　　我翻查日記，發現在 2021 年 11 月 4 日那天，我和大女兒之間曾有過一段簡短的對話，讓我有機會窺探她的內心世界，了解她是一個怎樣的人，而內容也着實令我喜出望外。

　　那天我當早班，晚上和一家人待在一起。吃晚飯的時候，還未上小學高年級大女兒突然開口說：「爸爸，paradise 是甚麼？」

　　我想了一想，便誠懇地回答：「天堂就是夢幻一般的地方，那裏有俊男與美女，有很多美味的東西吃，有很多美味的飲品喝。那裏風景秀麗，而且所有人都不用工作，他們打發時間的唯一方法就是玩樂！」

　　我自信滿滿地以為回答得很好，已經把天堂的精髓聚焦了出來。

　　想不到大女兒皺了一下眼眉，不滿地嘀咕起來：「這是最差的一個地方。我不喜歡不用工作，我希望可以讀書。」

我在頃刻間被她的回應所感動，為她能夠這樣想而感到欣慰，心裏彷彿聽到天使在歌唱，頭上宛若有金光灑下來。

作為父親的我，自小從艱苦的環境中長大，刻苦耐勞已成為了習慣，把物慾看得很淡。物質生活對我沒有多大的吸引力，反而更注重精神世界的享受。

我是在 2022 年 12 月 29 日中午寫下這個章節的，下午便趕緊回到醫院工作。每年冬季，流感肆虐，醫院總是擠滿了人，今年更是雪上加霜。這段時間，本地的第五波新冠疫情又再度失控，官方數字指每天約有二萬人受感染，但不少病人告訴我，他們並沒有向政府上報，也沒有計劃這樣做。據我的推測，現時每天的新感染數目約為四萬人左右，又回到了二三月高峰期的水平。

病人是同樣的多，但急症室的醫護人員卻因移民、轉往其他專科、轉往私人市場、裸辭和病假等各種原因，在這幾個月大幅減少，壓力和辛勞因此明顯上升。面對難以應付的工作量，不少同事累得要命，士氣極度低落。

在這個 12 月裏，我差不多每一天都要加班工作，加班時間超過正常工作量的二分一，另外還要在公餘時間為這本書寫稿，以致整個聖誕節假期都沒有休息過。我每天工作九小時之後，常要多留下三個小時，拖着疲憊的身軀回到家裏還要繼續寫作。

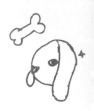

休息的日子我也要回到醫院，下班之後仍得忙於爬格子。不經不覺，這個月我完成了全書的四分一篇幅。至於我何以不需要在佳節陪伴家人，於本書最後一個故事自有分曉。

即使忙得不可開交，我依然覺得這個聖誕節過得十分愉快，而整個 12 月是人生中最充實的一個月，因我終於體驗了天生我才必有用的真諦。被工作包圍得緊緊的，反而讓我感到生活踏實，體會到生而有用的快樂。

金錢和物質享受對我來說並不太重要，但我不希望自己成為庸碌無為之輩。人生苦短，匆匆數十載轉眼就過去，若不在世上留下曾經存在過的印記，這一輩子就白過了。我渴望能好好利用在世間的每一分每一秒，以一副先天不能選擇的身軀，活出後天能夠編寫的精彩。

我從來沒有要求女兒像我那樣拼搏，只希望她用功讀書，想不到在這個短短的對話中，卻反映出她有着與我相近的思想。或許在潛移默化之中，她從父親勤勞的身影找到了屬於自己的路向。我為她小小的腦袋選擇了正確的人生態度，感到甜蜜、滿足和喜悦。這條路走起來並不輕易，但沿路肯定可以看到綺麗的風光，在終點往回望的時候，也必定能讓她無悔一生。

我在工作中遇到過很多人步往天堂，卻從未看過天堂的真實環境，所以不能準確描述它的樣子。女兒看來比我更有智慧，她

對那裏根本沒有興趣，不看也罷。

她說的那句話，足以讓她進入比天堂更美好的國度。

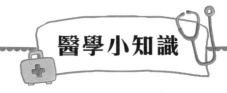

醫學小知識

流行性感冒

　　流行性感冒（Influenza），與其他由過濾性病毒引起的上呼吸道感染一樣，在醫學上被歸類為自限性疾病（Self-limited disease），意指大部分健康人士無需服用任何藥物，也可以自行痊癒。抗生素（Antibiotic）對病毒完全沒有作用，服退燒藥和止咳藥只起到紓緩病徵的效果，並非治好流感的關鍵。然而，老年人、六歲以下的幼童、慢性疾病的患者、孕婦和免疫力缺損的人士，較易患上嚴重的併發症。

　　流感以接種疫苗作為預防手段，高危的族群則可受惠於抗病毒藥物、住院以及深切治療等治理方法，而新冠病毒的治理原則和流感如出一轍。

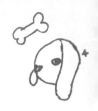

Do Not Eat

「Do not eat!」

當我專心一致為我的小女兒進行 RAT 抗原快測的時候，她在一旁煞有介事地嘀咕着說。

「快測盒裏有一個小包，上面寫着 Do Not Eat。」小女兒用她那把能輕易融化我心扉的聲線，不徐不疾地向我解釋道。

「哦。」我並沒有在意她的答案，只是發了一個沒有意思的聲音作為回應。

「那是甚麼來的？」她似乎對我的回答並不十分滿意。

「我估計那是 desiccant。」我沒有用心地思考，只是憑常識回答，希望盡快把她打發過去。

「Is it poisonous?」或許離晚飯的時間仍遠得很，所以她孜孜不倦地問了下去。

這下我可不能像先前那樣隨便回應了，因為已經涉及到我的專業領域。我可不想栽倒在自己女兒的手中，白白把行醫執照拱手讓出。

我思索了一會，把 desiccant 的毒性在腦海中重溫了一次，然後信心十足地說：「No, it's not poisonous.」

「How to spell desiccant？」小女兒今天似乎用上了詠春的招式，讓我無法輕易脫身。

「妳不會自己看嗎？」我一面說，一面從包裝盒中重新拿出那個意外地引發這段對話的小包。

「D-e-s-i-c-c-a-n-t.」小女兒認真地逐一讀出構成這個字的英文字母，然後滿面疑竇地問道：「What is desiccant?」

「Desiccant 就是乾燥劑，it keeps things dry.」為了避免展開埋身肉搏，我把答案盡力說得簡單。

「Why can't we eat it if it's not poisonous?」她似乎對這個今天無意中發現的物件產生了濃烈的興趣，無論我如何閃避，她仍窮追不捨。

「Plastic bags are not poisonous, do you eat plastic bags? We are not supposed to eat plastic bags, right? Plastic bags

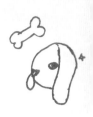

are not food. That is why we don't eat desiccant though it's not poisonous.」她的問題並不太難解答,我隨即開始轉守為攻。

她聽了我的話後咯咯地傻笑了起來,再沒有繼續糾纏下去。

其實我也感激我的女兒,她不但在父女兩人之間留下一段饒有趣味的對話紀錄,還給了我一個機會,溫習了乾燥劑的毒性。

在很多物品的包裝盒裏,都附有一小包乾燥劑。顧名思義,乾燥劑的功能是吸收水份,保持包裝盒內乾爽。這個小包裏裝載着硅膠(Silica gel)珠。矽膠本身是無毒的,不會被人體吸收,所以意外地被吞下也不會引致中毒,最多只會引致腸胃不適而已。

年紀太小的小朋友意外吞下乾燥劑的小包,有可能因阻塞呼吸道而導致窒息,需要即時處理。但這不屬於中毒情況,而且也不應把罪責歸咎於乾燥劑,因為無論小朋友吞下任何物件,均有可能導致窒息。另外,如果大量吞下矽膠珠,也有可能導致腸塞(Intestinal obstruction)現象,但那仍不是中毒。

在極少的情況下,乾燥劑的生產商可能在矽膠以外混入氯化鈷(cobalt chloride),後者是有毒的,但也只會導致嘔吐等現象。

到了最後,我的腦海中浮現了大約十年前的一個畫面。當時

一名小學六年級的學生，在打開零食包時誤把乾燥劑的小包當成零食的一部分，毫無戒心地把它一吞而下。個多小時之後，他來到了我的面前，哭著要求我趕快救救他。

我把對小女兒說的話，完完整整地跟他說了一遍。在結束診症之前，我還語重心長地對他說了最後一句話：「以後不好味道的東西不要吃，把肚子留給好味道的東西。」

這個故事發生在 2022 年 8 月 22 日，那時我因成為緊密接觸者而被隔離在家，事後我立刻把這個故事完整地記錄了下來。被困在家的那幾天無所事事，悶得發慌，兩日前我才看了日本懸疑推理小說作家東野圭吾最著名的一本小說《嫌疑犯 X 的獻禮》，為此也特意在 Youtube 上查看了《神探伽利略》的片段，所以滿腦子都是偵探查案的影像。或許由於這個緣故，心中不由自主地再次出現了「急症室的福爾摩斯」這個遺忘已久的名字。我受到父女之間這段對話的啟發，腦中突然靈光一閃，就把結合親子關係和醫學知識的寫作構思，迅速向出版社作出了匯報，提議以此作為《急症室的福爾摩斯》第三集的主軸。這個忽發奇想般的建議，獲得了意料之外的支持和認可，最終促成了這本書的出版。因此，這本書可以說是由這個故事催生而來的。

自從寫下這個故事之後，我的腦海中就經常隱約浮起了福爾摩斯和福爾魔娃的形象。

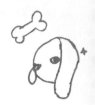

醫學小知識

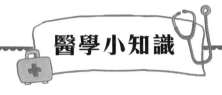

誤吞乾燥劑

　　乾燥劑的體積一般很細小，在 X 光中也不能顯示出來。有否吞下乾燥劑，全靠病人自己的描述，醫生不能以臨床方法證實。若病人情況穩定，經評估後可以立即回家。醫生會向病人或其父母作出建議，在隨後幾天檢查病人排出的糞便，看是否發現被吞下的乾燥劑。如果發現了，而病人又一直正常，就可以正式結案。

🍼 原力與我們同在

「好玩呀！好玩呀！我們再去玩一次！」

從剛停定的「沖天遙控車」下來，小女兒便興奮地嚷了起來，還硬拉着我的手往遊戲的入口走去。

我們一家人是迪士尼樂園的常客，已經連續買了多年的年票。在兩隻小鬼還未上小學的年代，由於不用做功課，也沒有太多的課外活動，所以我們經常到這兒來，把它當成了一個普通的公園。她們休息的日子來，幼稚園放學之後也來，最多的那一年曾經到這裏二、三十次。本來這個兒童樂園對我沒有多大的吸引力，但和女兒們來得多了，在現實和夢境之中構建了無數歡樂回憶之後，不經不覺間我也對這兒滋生了深厚的感情。

那是小女兒快要七歲時發生的事，當天是她人生首次乘坐樂園中的「沖天遙控車」。之前她已很想玩這個遊戲，但奈何身高未達標，一直被擋在門外。那天，我們路經該機動遊戲的入口，只是抱着碰運氣的心情，走過去量度了一下身高，她的頭頂竟然剛剛觸碰到最低高度要求的那條線。於是，工作人員首次為她開

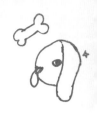

啟了進入勇士世界的大門。

我是一個極度喜歡玩機動遊戲的人，越刺激的就越是我的心頭好，世界各地的過山車我都坐過。由於身經百戰，不少遊戲對我已不起任何驚嚇作用，而面對我從未乘坐過的機動遊戲，只要站在地面觀察它的軌道設計，就能大致估算到它的刺激程度。

根據過往經驗，「沖天遙控車」是整個迪士尼樂園最刺激的那款機動遊戲，比其他兩款過山車的離心力大上不少。因此，我在小女兒決意要以最低身高挑戰「沖天遙控車」所產生的重力時，就反覆向她求證，是否已準備好面對那數十秒的來回擺動。

她說：「姐姐之前已經坐過，下來也沒有哭，所以我也不怕。」

好傢伙！人無知，就無敵。這句話在六歲多的小女孩身上，得到了最佳的驗證。她似乎並不知道姐姐的真實情況，我就等着看她下來後怎樣。

上車的時候，我刻意和她坐在車子中段第三排的座位。依據我的物理知識和個人體驗，我知道坐在車子中間那排座椅所感受到的離心力，比起坐在車頭或最後一排要低很多，而坐在最後一排能獲得最大的驚嚇感。我擔心她受不了，所以第一次就從最簡單的入手。

玩過一次下來，她贏得了我由衷的敬重。她在車上接受了我的提議，整個過程都和我高舉雙手，絲毫沒有抓着把手，向下面圍觀的人昭示了一個六歲小女孩最勇敢的一面。

　　成功通過了第一次考驗之後，我立刻答應了她的請求，把她重新帶回輪候的隊伍。這次我把難度一下子提升到了極限，問她想不想坐到最後排的位置，接受最頂級的挑戰，而她也一口答應。

　　十多分鐘後，「沖天遙控車」開始向前移動，底下的輪子碾壓在鋼軌上發出低沉的金屬摩擦聲。車子向前移動了幾米後，彷彿一個巨型小孩的雙手把遙控車驟然往回拉。接着，一種無形的力量在背後激烈地往前推，把我們的身體重重地壓在椅背，車子在響亮的金屬摩擦聲中迅速撲向軌道盡頭。

　　本來坐在身邊的小女兒是高舉着雙手的，但當「沖天遙控車」往後退到最高點附近的時候，我們二人的身軀差不多與地面形成了水平角度，她就把雙手縮了回來，緊抓着前面的把手。我們在最高處停頓了約三分一秒，在瞬間感受到失重的狀態，雙腿和臀部離開了座椅。在身體要飄起來的一剎那，車子突然轉換了移動的方向，我們臉龐朝着下面極速俯衝下來，看似逃不過和地面撞個正着的下場。

　　這個遊戲我已玩過數十次，設計者的心思對我已完全不起作用，那丁點的離心力無法再讓我泛起任何漣漪。我以往曾經在車

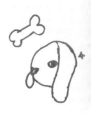

上裝睡，全程閉起雙眼，讓雙手隨着地球的引力自由舞動，卻仍沒有任何心悸的感覺。

我對自己的抗 G 能力很了解，但對身邊的女兒卻沒有那麼大的信心，於是我轉頭看了鄰座一眼，只見她面色蒼白，容貌扭曲，雙眼瞇成兩條直線，牙關咬緊得連一聲尖叫也發不出來。

看她的樣子，我知道這次向後移了兩三米的距離，重力在她身上終於發揮了威力。我連忙安撫她說：「不用怕，很快就會過去的，還有兩三次就要停了。」

下車之後，她的面色依然像在半空中那樣蒼白，唯一讓我感到安慰的是她沒有放聲大哭。那可是她的強項。

「還玩不玩多一次？」我問道。

「不玩了，下次才玩吧。」

「妳是不是很害怕？」我當時似乎並不察覺，這條問題是多麼的強人所難。

「坐在後面比第一次害怕很多，下次我不坐在後面了。」雖然她年紀很小，但似乎頗有慧根，很快就找到了隱藏在背後的神秘物理法則。

同樣的事情，年多前也發生過。大女兒在達到最低身高要求後，也在一天內乘坐了兩次「沖天遙控車」。第一次她依然若無其事，第二次換到最後一排，空中的表情和妹妹並無二致，下來後面色是同樣的蒼白。她和妹妹最大的差異，就是下來後抽泣起來，說以後都不會再玩這個遊戲。這天她總算信守了承諾，沒有和妹妹一同登上那輛綠色的巨型遙控車。

　　人們在過山車或「沖天遙控車」上體驗到的驚嚇，來自最原始的一種力量，在科學上被稱為「重力」（Gravitational force，簡稱 G force），或「G 力」。這是盤古初開時就存在於宇宙之中，負責維持各星體運行規律的引力。在日常生活中，當我們在高速運動時改變移動的方向，以及在進行加速或減速活動時，均會承受這一種力量。

　　重力也代表地球表面的重力加速度。簡單來說，一個人或一件物體以平均速度作水平運動的話，所承受的重力就是 1 個 G。當這個人或物體加速或攀升，導致重力由上往下作用，又或因其進行非直線運動而出現慣性力，都會產生正 G 力。與此相反，當人或物減速或下降，使重力由下往上作用時，就會產生負 G 力。

　　在日常生活中，人們經常可以感受重力的改變，常見的例子包括汽車加速、減速和轉彎，但在這些情況下，G 力的改變極

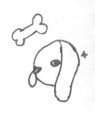

為輕微，對人類基本不構成任何影響。對大部分人而言，航機升降以及過山車高速升降翻滾時，就是他們所能感受到最大的重力改變，足以產生較明顯的生理反應。這種 G 力的改變，仍在人類可以承受的範圍之內，對絕大部分人不會造成任何傷害。由於這個原因，我一直跟兩名女兒和其他不敢乘坐機動遊戲的親友說，機動遊戲的設計是要讓人們體驗刺激的感覺，而不是要殺死乘坐的人，他們是一定承受得了的，無需過份憂慮。

正常人不需要承受過大的 G 力，乘坐過山車也不會有危險，但對於時常進行高速飛行的飛行員和航天員來說，強大的 G 力無疑是對生存的一項嚴峻考驗。

當正 G 力增加時，循環系統中的大部分血液會被導流往下半身，流向腦部的血液相應大幅減少，從而導致腦部缺氧而產生各種徵狀。這包括最開始時的灰視（Greyout），意指視野變灰，無法辨別顏色；管狀視（Tunnel vision），意指視場縮窄，僅可看到中央的部分；黑視症（Blackout），意指完全喪失視覺，但意識仍然清醒；G 力昏迷（G-induced loss of consciousness），代表徹底失去意識。相反，若受到負 G 力影響，血液會流向腦部，引致紅視（Redout）效應。飛行員和航天員若受到 G 力改變影響，在飛行途中出現上述徵狀，就不堪設想了。

依稀記得，我一兩歲的時候曾經常被大人們當成玩具一樣，

高高地拋起，然後又被抓緊兩邊腋窩接回來。那時候，我已初次感受到重力改變帶來的刺激感。小學時期，我曾夢想過當飛行員，這種想法可能從來沒有在腦中消失，以致我在兩姊妹一兩歲的時候，就重複了前人對我所作的事，為她倆提供抗 G 力的訓練。在當時為她倆拍攝的照片中，有若干是被我拋起來，細小的身軀懸停在我頭上半米左右的凝固時刻。

由於自小就接受訓練，她倆其實較同伴更早就可以承受重力的作用。兩姊妹都是在剛達到最低身高要求後，就馬上征服了迪士尼樂園裏的「飛越太空山」和「灰熊山極速礦車」兩條過山車。小女兒説不再坐在最後一排位置的言猶在耳，四五個月之後，她就和姐姐坐上了「沖天遙控車」的後排座椅，而且玩了兩三次後仍未覺得滿足。

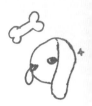

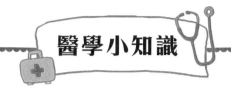
醫學小知識

抗荷服

飛行員和航天員透過訓練和穿抗荷服兩種方式，可抵禦高 G 力對身體造成的不良影響，從而提高承受重力的能力。

抗荷服（G-suit）是飛行員和航天員穿着的一種特殊飛行服。由於在高重力環境下，體內的血液會向下半身流動，抗荷服被設計成內置有可充氣的夾層，充氣後可以為下半身施加壓力，減少血液往下肢流動，確保腦部的血液供應。

使用抗荷服後，受過訓練的飛行員及航天員可承受最高達 9 個 G 的重力，等於 9 個自己壓在自己身上的重量。

難以捉摸的朋友

「丁丁⋯⋯丁丁⋯⋯」小女兒一面拍打着我的大腿，一面以看馬戲表演般的心情尖叫着説。

「汪！」躺在附近沙發上的丁丁，惡狠狠地抬頭仰天長嘯了一聲，似乎想表達自己內心的不悦。靜止了片刻後，又馬上用盡力氣補上了下半句：「汪！」

丁丁是孩子們舅舅家中的狗，今年已十一、二歲。雖然是混種的，但她渾身毛髮柔軟，毛色金黃，也不失為一個美女，所以甚得各人喜愛。每次我們到訪舅舅的家，兩個女兒都會追着丁丁嬉戲。

丁丁有個古怪的習性，每當看到有人拍打另一個人，不知道她是正義上身而鋤強扶弱，還是看到風吹草動而自我壯膽，必定會把頭抬向天花板狂吠一番。女兒們多年前見識過這種條件反射的動作後，就經常把我當成尋求刺激的工具，刻意在丁丁跟前拍打我的身體。

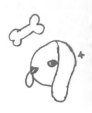

　　小女兒上了小學三年級後，我為了教導她認識中文字，特意把「打」字的結構形象地描述為 —— 當妳出「手」「打」人，「丁」「丁」就會吠。由於我教導有方，她很快就學會了這個生字。

　　兩個女兒自小就很喜歡小動物，對小狗尤為喜愛。每當在街上遇到可愛的小狗，她倆都會停下原來的步伐，繼而走到小狗跟前和牠聊天，並向主人拋出一大堆和牠有關的問題，連我也覺得不好意思麻煩了別人。

　　我對寵物沒有特別的愛好，小時候家裏養過一隻貓，冬天的晚上我經常掀起被單，讓貓咪走進被窩和我一起睡，所以對貓的感情比狗隻強烈。幾個月前，她們的阿姨曾帶兩人到一間以貓咪作招徠的咖啡店，自此之後姊妹們也愛上了貓兒。

　　儘管狗隻被稱為人類的好朋友，但由於工作關係，我在急症室親自經歷過不少好朋友轉化成大魔頭的教訓，所以對狗隻一直存有戒心，尤其是對陌生的狗隻總會保持一定距離，亦必定準備好一旦被攻擊該如何反應。

　　若論印象最深刻的狗隻傷人情況，三個潛藏在腦中暗角的個案，恐怕一生也不可能被任何人從記憶中抹去。

　　首先，一名外籍空姐十多年前剛抵達香港，當晚即和朋友到酒吧消遣。酒過三巡，她欲親吻其他客人帶來的一隻狗，卻突然

被迎面咬個正着。我可以坦率地説，從五官和輪廓來看，那名年輕女郎本應貌美如花，美艷不可方物，是我人生中親眼見過最漂亮的一個人。但在那一刻，我只見到一個花容失色、失魂落魄的受害者。看着面龐上那幾個深深的血洞，我可以想像出那頭惡犬張開血盆大口，以迅雷不及掩耳之勢咬過來的驚慄畫面。如何治好傷勢已不是她最關心的事情，她只是聲淚俱下地懇求我把她變回原本的面目。

其次，一名傷者的家裏養了幾隻狗。一天，其中兩隻狗打架，那個人揮手欲撥開牠們，卻被其中一隻咬中腋窩。那名傷者因失血過多，最終失去了整條手臂。

無獨有偶，這兩名受害人都是被金毛尋回犬所傷。

最後一宗個案令我感觸至深。一個家庭到朋友家探訪，朋友稱家中的狗隻很溫馴，但最終的結果不似預期。主人家那隻溫馴的寵物，不知怎地把到訪者的幼兒咬得面目全非，恐怕以後的人生會變得崎嶇難行。兩個家庭的成年人把傷者送到醫院搶救，相顧無言，惟有淚千行。

人類的好朋友始終是動物，擁有動物與生俱來的特性，無論是哪一隻狗，我從來都不相信牠們對人類完全沒有攻擊性。為了教育兩姊妹對狗隻保持警惕，特別不能對陌生的狗隻過於熱情，我曾把那三個個案講述給她們聽，但只説到第二個，她們的臉上

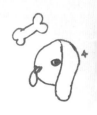

已露出驚慌的表情，大女兒甚至用雙手緊緊摀住耳朵，完全喪失了繼續聽下去的勇氣。

被狗隻咬傷的傷者，在急症室裏並不罕見，每個月我平均都會看上一至二人。在本港被狗隻咬傷相對安全，死亡風險絕無僅有，傷勢大部分都不算嚴重，但若在本港以外被狗隻咬傷，另當別論。

狗隻傷人個案的救治方式，大致可分為三部分，醫護人員一般會按下列的先後次序作出處理。

首先，若受傷位置涉及喉嚨或主要血管等重要部位，傷者因呼吸困難和失血過多等原因或有性命之虞。這些情況在本地極為罕見，一旦發生，醫護人員將按照創傷處理的原則進行搶救。醫生會為傷者插喉保持呼吸道暢通，並以人工呼吸機協助呼吸。另外，若主要血管受損，醫生需要即時為傷者止血，並迅速送進手術室進行緊急手術，以修補受損血管。若傷者因大量出血而出現休克現象，在被送進手術室之前，須接受快速靜脈輸液及輸血等提升血壓的治療手段。

其次，就是狂犬病（Rabies）預防疫苗的注射問題。狂犬病俗稱瘋狗症，是一種致命的傳染病，受感染者一旦出現病徵，一般都會死亡。可幸的是，數十年來香港已沒有出現本土的狂犬病病例。換句話說，狂犬病病毒（Rabies virus，英文簡寫為

RABV）在本地並不流行。因此，在本港被狗隻咬傷，患上狂犬病的機會也極微。

根據染上狂犬病病毒的風險作判斷，被狗隻咬傷的人士會被分為三類。第一類，咬人的狗隻可以被追尋得到。這類人士風險最低，所以毋須即時接種狂犬病預防疫苗。急症室醫護人員會協助他們報警，漁農自然護理署的人員就會到傷人狗主的居所，把元兇帶往政府狗場隔離，並接受一段為期七天的強制觀察。若狗隻在觀察期內出現狂犬病症狀而死亡，傷者會被通知返回急症室接種疫苗。然而，這種情況在過往數十年間從未出現。若狗隻過了觀察期仍然生存，傷者則毋須接受疫苗注射。第二類，咬人的狗隻無法被追尋得到。這類人士風險其實也極低，但為了絕對的安全起見，醫護人員會為其即時接種狂犬病預防疫苗。第三類，被狗隻咬傷的地點在香港以外。這類人士受感染的風險比本地傷者高，所以必須接種狂犬病預防疫苗之外，更需額外注射「人類狂犬病免疫球蛋白」（Human Rabies Immune Globulin，HRIG）。HRIG 是對抗狂犬病的抗體製劑，目的是在狂犬病預防疫苗建立起主動的免疫屏障之前，為傷者提供被動式的防護能力。

最後是傷口的處理。這是相對容易的部分，和由其他原因造成的傷口比較，處理方法上沒有多大差異，只是傳統上需要以梘液和清水清洗傷口，這是與普通傷口的唯一分別。醫生一般不會

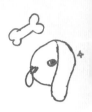

為被貓狗咬傷的傷口即時進行縫合手術，需確保在連續清洗兩三天後，傷口仍沒有細菌感染跡象，才會把傷口縫合起來。狗隻的唾液細菌較少，傷者一般不需服用抗生素預防傷口細菌感染，但貓兒的唾液卻是另一回事，因此傷者普遍會被處方預防性的抗生素療程。另外，接種破傷風疫苗方面的事宜，和其他的創傷完全一致。

曾有一段時期，女兒們常說希望飼養狗隻作為寵物。你雖有張良計，我亦有過牆梯。根據本港《狂犬病條例》，多次咬人的狗隻有機會被人道毀滅，而狗主在狗隻咬人事件中亦須負起法律責任。我根據此等法律觀點對她們說：「妳們是否願意看到爸爸，因為我們的小狗咬傷別人而被拉進牢房？」

然後，就沒有然後了。真是通情達理的娃娃。

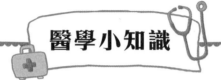

醫學小知識

狂犬病

　　自 2010 年 3 月政府採取新計劃開始，狗咬傷者若被評估為需要接種狂犬病預防疫苗，要按時於 0、3、7 和 14 日接種共四個劑量的疫苗。0 日是被咬當天，注射方式為肌肉注射。完成接種後，免疫效力為期五年，五年內若再次被狗咬傷，只需於 0 和 3 日接種兩劑加強劑。超過了五年，即被視為完全沒有免疫力，需重新接種四劑疫苗。

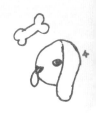

國境之**南**、太陽之**西**

「爸爸，你知不知道世界上有哪七個大洲？」

兩姊妹甫坐進小汽車的後座，還未扣上安全帶，大女兒就煞有介事地以英語大叫起來。響亮的聲音越過前排座椅，把我耳邊的空氣震動了起來。

我有點不屑地回答：「我怎會不知道，以前不是教過妳了嗎？」

「那你可不可以把它們由大到小排列出來？」看到大魚似乎上鉤了，大女兒馬上收緊魚絲，開始發動致命的進攻。

「那妳知道嗎？」我馬上被這條問題問住了。我思考了一兩秒後，內心的防線就被徹底擊破，但我仍擺出一副裝模作樣的神態，極力避免親口宣佈投降。

「They are Asia, Africa, North and South America, An..tar..ti..ca, Europe, and finally Australia.」

我還未把話説完，兩個福娃就突然化身為音樂劇的演員，異口同聲地以明快的節奏把答案唱了出來。

　　音樂是兩姊妹的共同愛好，彈鋼琴、合唱團、芭蕾舞、交響樂團是她們的主要課外活動。我從觀察中得知，她倆是發自內心地愛上了音樂，並不是被我們逼出來的。她們經常把家中的客廳變成歌劇院的舞台，每當興起就分演不同的角色，一同合唱迪士尼卡通片裏的歌曲，有時甚至為了爭奪由誰飾演《冰雪奇緣》中的愛莎和安娜而吵起來。另一些時候，她們又會模仿起《劉三姐》中的唱山歌形式，妳一言我一句把要説的話配上即興的旋律演唱出來。這些在家裏舉行的街頭表演，總是把我和太座逗得嘴角掛滿微笑。

　　這天早上八點，我才當完急症室的夜更下班，只睡了一個多小時，就駕駛小汽車到學校附近等候她們下課。原本仍未完全清醒過來的腦袋，在聽到她們美妙的歌聲後便睡意全消了。

　　亞洲、非洲、北美洲、南美洲、南極洲、歐洲、大洋洲。她們不説我也不知道，七大洲按面積原來是這樣排列的。

　　「真的是這樣由大到小排列的嗎？」我半信半疑地問。

　　「就是這樣，絕對沒錯。」大女兒自信滿滿地回答。

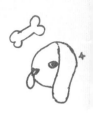

「這首歌妳們是在哪裏聽到的？」我仍未放心得下，恐怕她們從哪裏獲得了未經證實的訊息。我對事實有歇斯底里般的痴迷。

「這幾天老師在班上播的。」大女兒的回覆最終釋除了我的疑慮。

「那麼地球有哪五大洋呢？」大女兒緊接着問道。

「太平洋、大西洋、印度洋、北冰洋和南冰洋。」我先儲足了勁，然後一口氣以英語把五個大洋全說了出來。我知道她這次一定也是有備而來，可能早已給我設下了圈套。

「為甚麼你這麼快就說了出來。」她對我輕易地逃離了陷阱，感到十分不爽，馬上撒起嬌來。

「是不是又有另外一首歌要唱給我聽？」我看穿了她的詭計。

「是，但現在不唱給你聽，你說得太快了！」她似乎怒氣未消。

即使我背着她坐在駕駛席上，我仍能想像出她撒野的樣子。對我來說，那副嘟着嘴繃起臉龐的表情再熟悉不過。但我也知道，這副模樣不會維持多久，她不可能忍得住沉默。

一如所料，過了不到三四秒，她又重新展開了新的攻勢：「你知道非洲最高的山是哪一個嗎？」

　　這個真的給她逮住了，我的腦海一片空白。

　　然後，她說出了一個名字，但我對它的地理位置毫不了解，也無法串得出那個山的英文名字。

　　「那全世界最高的山又是哪一個？」我也毫不示弱，立刻作出還擊。

　　「Mount Everest（珠穆朗瑪峰）！它的高度超過 8000 米！」她想也不用想，便帶着神氣的語調說出了答案。

　　「是 8800 多米高。」我嘗試讓她的答案更接近真實的數字。我一向對事實十分執着，難以容納微小的偏差，不能不說是性格上的一大缺陷。

　　上一個回合打成平手之後，她又使出了新的招式：「最深的海洋在哪裏？」

　　「Mariana Trench。」這條題目並不太深奧，於是我忙着補充更多的一些資料：「那是在日本東南面的馬里亞納海溝，最深處超過 11000 米，比 Mount Everest 的高度還要高。」

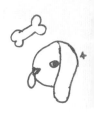

「我知道了，我還未唱我那首歌給你聽呢！」大女兒又不耐煩地說。

太座經常說，她的不耐煩性格遺傳自我。我也早就認命了，女兒們的壞習慣都被說成是從我那裏得來的。一定是，除非不是。唯一值得慶賀的是這次我猜中了，她確實為我預設了陷阱。

這種在小汽車前後排座椅之間上演的智慧角力，在我家裏並非偶然事件，而是見怪不怪，太座也早已習以為常。有趣的是，接送女兒上學的場面，卻經常在我內心勾起似曾相識（Déjà vu）的感覺。從醫學角度來說，déjà vu 的成因是由於左右兩邊腦袋的信息處理突然不協調所致。

依稀記得，20 多年前從醫學院畢業不久，我看了日本著名小說家村上春樹所寫的著作《國境之南、太陽之西》。那是我人生中看的第一本村上春樹作品，自此之後我就迷上了他的文字。可能由於先入為主的原因，這本書也是其中一本我最喜歡的村上春樹小說。

《國境之南》是一首老歌，村上把它用作小說前半段的名字。在小說裏，經營酒吧的男主角始，經常駕駛他的寶馬房車接送女兒上學。這個情景早在我成為人父之前，就在腦海留下深深的烙印。當年仍未認識現時的太座，但已開始憧憬將來會否有一天像始一樣，開着寶馬房車接送女兒。世事的巧合有時的確令人難以

置信，到了二十多年後夢境成真了，我反而懷疑起自己的記憶力來，常在那種似曾相識的感覺來襲時，質問自己當年到底有否看過這本書。那究竟是事實，還是腦海中幻想出來的產物，我已無法分辨得太清楚。令我百思不得其解的地方在於，我絕無可能因為這本書而購買寶馬房車，也絕無能力控制生下的是女兒。我唯一能彰顯存在感的辦法，就是決定是否駕駛已購入的寶馬房車接送已生下的女兒。

由於我要輪班工作，不能經常陪伴女兒，所以十分珍惜接送她們上學的時光，從不放過在車上與她倆談話的機會。前後座的談話內容就如這天一樣，有很大部分是圍繞知識方面的。在旁人眼中，這些對話或許枯燥乏味，但卻是女兒獲取知識的其中一條途徑，而習慣了這個模式之後，大家也就樂此不疲。從最早期幼稚園時代的英文串字遊戲，到太陽系各星球的排列次序，再到不同國家的首都名稱等等知識，父女間都曾在小汽車上進行過互動和交流，狹小的車廂儼然成為了活動教室。到大女兒升上三四年級之後，她更在路途中不時主動提出要求，請我出題目測試她的知識水平。每次她在後排座椅發出「Quiz」的簡短指令，鬥智鬥力的遊戲便隨即開始。莫道我在測試她，其實她也在測試我。在風馳電掣中突然要想出適合她水平的問題，還要顧及行車安全，不啻是一項對我智慧和駕駛技術的挑戰。

每次提到《國境之南、太陽之西》，我總會為女主角島本感

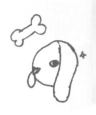

到惋惜。在我印象之中，島本是美麗的，但也是可憐的，整過人生充滿遺憾。她是個瘸子，一條腿生下來就有問題，走起路來一拐一拐的，從誕生的那天起，人生的道路就註定崎嶇不平。

我已記不起書中有沒有提及她瘸腿的原因，而我卻直覺地把它歸咎為小兒麻痺症的結果。如果島本遲一些才生於香港，她的整個人生就可能不一樣了。

自 1960 年代起，為減少嬰兒和兒童因感染傳染病而引致死亡或殘障的風險，香港政府開始推行兒童免疫接種計劃。時至今日，該計劃所提供的免費疫苗接種種類，包括卡介苗、乙型肝炎疫苗、白喉、破傷風、無細胞型百日咳及滅活小兒麻痺混合疫苗、肺炎球菌疫苗、麻疹、流行性腮腺炎及德國麻疹混合疫苗、水痘及人類乳頭瘤病毒疫苗等等，由初生階段開始一直延續至小學六年級，涵蓋了各種危險性最高的細菌和病毒，為本港的新生代提供了足夠的保護。

坊間有不少流言蜚語，盛傳注射疫苗可導致自閉症或水銀中毒。其實這些傳言早就被醫學界證實為子虛烏有，注射疫苗所能得到的保障遠比其危險性高。近年傳出有諸多副作用的某類疫苗，事實上也是安全的。為了一家人的安全着想，我們和兩名孩子早就完成了接種。而且，我的醫生朋友們也都及早採取了相同的防疫手段。

假若島本在那個年代也接種了小兒麻痺症疫苗，或許《國境之南、太陽之西》就會有另外一個截然不同的結局。

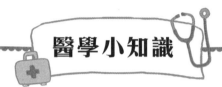

醫學小知識

破傷風疫苗

在急症室裏，最常為病人注射的疫苗是破傷風疫苗。自 1965 年起，於本港出生的嬰兒都要接種破傷風疫苗，身體已具有一定保護能力，所以在 21 歲之前遭受外傷也無需接種加強劑。若在 21 歲以後受傷而在身體表面留下傷口，則需補種加強劑，保護期延長十年。破傷風疫苗接種紀錄不完備的傷者，則需注射完整的三劑疫苗，接種完成後的保護期也為十年。

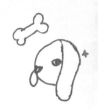

理智與情感

　　英國女作家珍奧斯汀的小説《理智與情感》（*Sense and Sensibility*），是我其中一本最喜愛看的書。記得在醫學院剛畢業後初看這本書，便驚為天人，立刻被書中那些幽默和諷刺的筆觸深深吸引，愛不釋手。

　　小説的主角是兩姊妹，二人感情深厚，卻有着截然不同的兩種性格。大姐艾莉諾（Elinor）行事穩重，謹言慎行，理智有餘而不善表達情感。二妹瑪麗安（Marianne）熱情奔放，率性而為，強於藝術發揮而弱於理性思考。兩人在遭遇了連番感情挫折之後，在歲月的洗滌之中漸漸調整了各自的人生態度，最終覓得真愛，尋獲美滿幸福的歸宿。

　　我慶幸自己是個既理智又感性的人，性格裏融合了這兩種特徵。在之前出版的書中曾提及過，我擁有一個理科的腦袋，胸膛下埋藏着的卻是一顆文科的心臟。醫生的工作要求我客觀理性地思考，而作家的身份卻需要我展現感性的胸襟，讓想像自由地飛翔。最能顯示我感性一面的證據，當屬我在看電影時經常落淚

這個羞於啟齒的秘密。自從中學年代看過一齣名叫《暴雨驕陽》（*Dead Poet Society*）的電影後，我就發現在電影院那個幽暗的環境之中，在聲與畫的相互作用之下，我的雙眼極容易傾瀉出決堤的洪水。

當家中的兩個寶貝長大到某個年紀後，我赫然發覺她們與《理智與情感》中達殊活（Dashwood）一家的兩位小姐，在性格上竟然驚人地相似。

我家大小姐和艾莉諾一樣，屬於理性的人。她自小就喜愛看書，經常獨自一人埋首書中，十分享受知識帶來的樂趣。她對學業和課外活動均極為認真，擁有完美主義者的特質，對自己設下很高的標準，凡事希望做到最好，就連老師也不時對我們說，建議她在普通作業上不必耗費太多的時間。

我小學時在作業本上曾寫下過三個夢想，希望長大後能當醫生、飛機師或科學家，而大小姐人生的第一個夢想是當老師，渴望把知識傳授給其他小朋友。她對自己的老師極為崇拜，認為老師是一項崇高的職業。由於老師對她有一種特殊的魔力，所以她一向尊師重道，把老師的話謹記於心，嚴守紀律，絕不作出破壞規矩的事。其中一個最鮮明的例子是，從她約兩三歲開始就一直阻止我在紅色行人過路燈亮起時橫過馬路，這使我短暫的人生損失了不少寶貴時間。

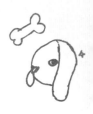

　　作為父母，我們對大小姐各方面的表現都十分滿意，唯獨對她情感的表達有些難言之隱。以她娘親的原話，大小姐對親人顯得有點冷漠，把父母的愛視為理所當然，不太懂得報以關懷、體貼和體諒。六歲之前，我經常把她摟在懷內和親她的嘴。六歲之後，她對這些親暱的行為表現出強烈的抗拒，不再讓我這樣做，使我這幾年間心裏隱隱作痛。與此相反，二小姐過了這個年齡，仍對父親的溫柔樂此不疲，讓我在她身上獲得了心理補償及安慰。

　　二小姐的性格和姐姐可說是天南地北，與小說中的瑪莉安如出一轍。看着她，就會讓我不時聯想起電影中由英國著名女演員萊溫斯基飾演的瑪莉安的形象，常令我忍不住發出會心微笑。

　　二小姐自小就是個古靈精怪的搗蛋鬼，使淘氣耍花招是她的專長，各種頑皮趣緻的言談舉動常引人發笑，深得親朋戚友們的歡心，幼兒園的老師很早就把她喚作戲劇女王。她性情豪邁外向，勇於接受挑戰，樂意嘗試各種新鮮事物，卻不太計較得失，把成敗看得極其淡然。另一方面，她卻極重情義，對朋友的過失必定守口如瓶，絕不出賣朋友，是親友眼中的義氣女俠。在她面上無時無刻總能看見陽光的色彩，每分每秒都可感受春日的氣息。這些鮮明的性格特質，為她贏得了不少同齡孩子的牢固友誼。

　　在母親的督促下，她在學習方面尚算用功，但顯然缺少了姐

姐那種發自內心的求知動力，也看不到那份追求極致的渴望。她總是以最快的速度把一天的功課做完，然後就一頭栽進放飛自我的歡樂時光。雖然這並不是我以往的學習方式，但事情總有兩面性，以致我也不能妄下判斷，說這是好或不好。儘管她不像姐姐般追求完美，但辦事卻明顯有更高的效率，在日常雜務上節省了很多時間，這也不能不說是她的長處。

姊妹倆都熱衷於彈琴、唱歌和跳舞等藝術活動，不時參與合唱團和舞蹈團的演出，年紀小小已有不少舞台經驗，肯定不是書呆子類型的人，皆具有活潑好動的特點。然而，妹妹比姐姐擁有多一項專長，就是獨門的剪紙技藝。自從四五歲開始，二小姐就經常獨個兒拿着小剪刀，在空餘時間不斷地剪、剪、剪，剪出各種維肖維妙的動物和服飾。到年紀大一些的時候，她更可以創作出兩三個獨立的組件，繼而拼湊出較大型的物體。我們對於她從何處學到這種技藝一無所知，唯有相信她是無師自通，本能地運用靈巧的雙手把小小腦袋中的構思呈現出來。對於她的這種天賦，我們夫婦二人確是嘆為觀止。或許與擁有這種得天獨厚的能力有關，她人生的第一個夢想並不像姐姐那般刻板，而是希望當一名可以發揮藝術天份的時裝設計師。但她同時也是個很實際的人，在六歲左右主動提出這個想法時，也不忘加上一句：「時裝設計師賺錢多不多？」頓時把我們笑得人仰馬翻。

除了精靈活潑之外，二小姐也極為善解人意，天生的體貼窩

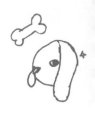

心，能輕易感應別人的內心感受。相對於姐姐約六歲就不再讓我親她的嘴，二小姐過了這個年歲，仍對我的溫暖來者不拒。有時候，我感覺到她並不十分享受這種表達親密關係的方式，她只是不想傷害我的情感，所以才沒有作出拒絕。一個小女孩在自己能力範圍內默默地保存父親的尊嚴，滿足爸爸的一己私慾，單單是這種溫暖的善意，就已燃起我心中的熊熊烈火，使我哪能不把她視為掌上明珠。

在寫完這本書之前的幾個月發生了一件事，讓我更加看清了二小姐純真、善良和關愛的本質。無庸置疑，這件事大大提升了我對她的評價，使我對她更為痛愛。

我家的印尼籍傭工在完成了三個合約後，決定返回老家陪伴只比大小姐小半歲的兒子。傭工姐姐名叫 Eni，在二小姐一歲多的時候就來到我家工作，共為我們服務了六年，態度一直良好，辦事十分妥帖。由於二小姐自小就由 Eni 照顧，而 Eni 也看着她在自己的懷中逐漸長大，所以二人的關係十分好。她們在細水長流之中建立起親密的感情，二小姐也早就把 Eni 視為家庭的一員。一同生活了六年的親人將要離去，我們固然感到難過，但二小姐肯定是最為傷感的一個。

一天，媽媽帶她和姐姐到迪士尼樂園遊玩。在樂園大門之外的休憩區，她看到一大群外籍傭工在拍照，便戚戚然地對媽媽

説：「Eni 姐姐從來沒有進入過樂園，她只在這裏拍過照。」

這句簡單樸實的話，勝過千言萬語，無論是在現場的媽媽，還是隔了一兩天後才知道的我，都馬上被它所承載的意義所觸動。自大小姐一歲開始，我們就連續不斷地購買樂園的年票，把它看成是自己的後花園，一年可以到訪二三十次之多。到迪士尼樂園遊玩對我們來說，是理所當然的事，但小女兒那天説的話卻無意間突顯了我們和傭工之間的天壤之別，戮中了我們內心的痛處。

經過簡短的商議，我和太座決定在 Eni 返國之前，邀請她和我們一起到迪士尼樂園遊玩一次。我們在古色古香的迪士尼酒店住了一晚，享用那裏的設施和餐廳，第二天一早就進入樂園，欣賞各種表演和體驗不同的機動遊戲。就在那裏，我們意外地看到已為人母的 Eni 天真爛漫的一面。平常她是個連坐汽車也會暈車的人，那天竟主動要求一個接一個地體驗最刺激的機動遊戲。最後，樂園內的兩列過山車和沖天遙控車，都被她坐過一遍。她面上整天都泛着少女般歡欣雀躍的神色，二小姐也展現出一樣的興奮。在兩人的臉上，我察覺到關懷和感恩的容顏。

在隨後的一個多月，二小姐把握機會時常從後摟着 Eni，並堅持每天晚上都要和 Eni 睡在一起，不難看出她對 Eni 依依不捨的眷戀。離別那一天，我們一家人大清早就到機場跟 Eni 送別，

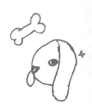

二小姐的雙眼自然禁不住流下淚來，之後的一整天都心神恍惚，神情落寞。

從此，Eni 和我們從僱傭關係變為了分隔異地的朋友。我在地圖上為小女兒標示了 Eni 在中爪哇居住的大約位置，讓她心裏更為踏實。大家已相約好幾個月後到峇里旅遊，由我們付機票讓 Eni 飛到峇里重聚，以解二小姐掛念之苦。

理智與情感，是兩種各自矛盾，甚至互相對立的處事作風。理智可以引領正確的方向，減少行差踏錯的機會。相反，感性卻能更好地體會塵世間的喜怒哀樂，以人性化的角度品味人生。我感恩自己的生命揉合了這兩種特質，才令人生過得完整。我也盼望兩名女兒日後能像我一樣，在人生中同時擁有理智與情感，活出各自的精彩，並找到幸福的歸宿。

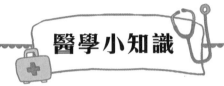

醫學小知識

醫德

　　無可否認，醫生需要理智的分析和思考，方能為病人找到準確的病因，並給予恰當的治療。除此之外，醫生亦需要具備病瘵在抱的情懷，對病人的痛苦和淒涼感同身受，真誠體會病人的處境和需要，才能發自內心地幫助他們。所謂醫德，更接近後者。

　　當今的醫學教育，更注重知識的層面，對理性方面的要求有餘，於感性方面的提倡不足。一個醫學生讀書成績好，並不代表他能成為一名好醫生，這是人所共知的情況。然而，一名關懷病人的醫生，即使學識不太好，也能做好大部分的工作，並能給予病人支持和安慰。畢竟，奇難雜症只屬小數，常見的疾病不難應對。

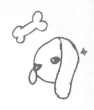

忍辱負重的掌門人

　　太座本是個勤勞靈快、剛毅熱忱的職業女性，當我家還是二人世界時，她在工作之餘就已把我照顧得妥妥當當。後來家裏張口吃飯的人多了，為了更好培育孩子們成長，她迫不得已辭去了熱愛的工作，成為全職主婦。除了聘請一名家傭處理日常工作外，家中大小雜務基本上都壓在她的肩上。

　　帶過孩子的家長都應深有同感，在家裏當小孩的保姆，比在外面工作勞累不止一點半點，而且一天工作 24 小時，一年 365日，年終無休，所受的壓力可想而知。儘管太座十分喜愛和兩隻小鬼待在一起，把撫養好兩名女兒視為人生的最大成就，對身心上的疲勞毫無怨言，但數年下來，仍因為在育兒方面所遭受的多方面壓力，令脾氣漸漸變得急躁，精神慢慢繃得緊張。

　　不得不說，兩個孩子出生以後，太座和我多了爭吵，主要原因可歸咎為在培養和照顧孩子的手法上，兩人之間出現的矛盾。由於照料孩子的重任由她主理，所以她不時埋怨我的參與程度不高。她原本就是一個不輕易言敗的人，經過近十年時光的洗禮，

更把她罵人的能力大幅提升，最終磨練成一個在家裏戰無不勝的雄辯奇才。

她對我發炮時最慣常的方式，是責備我一生人只懂做醫生、賺錢和寫作，除此之外家裏甚麼事情也不會做，但家裏最用不上的就是醫生和作家，繼而推論我是對家庭毫無貢獻的人。

和所有睿智的男士們一樣，我心裏早就解構了宇宙中最重要的一條真理。無論我的口才有多好，掌握的理據有多高，在辯論擂台上也不可能戰勝自己最心愛的那個人。與其刀光劍影之後一敗塗地，倒不如在她剛發起衝鋒就馬上俯首稱臣，反而省卻了兵戎相見之災，換來不失體面的落敗。即使我少不免要呈交降書，割地求和，而且在心裏也傷痕累累，但至少可以保存夫妻之間的和睦關係，讓勝方享受無法被挑戰的王者地位。以二十多年軍事迷的素養，我對這種每戰皆降的戰術有助省卻日後麻煩的功能，深信不疑。

雖然我在作戰上拿不出甚麼像樣的戰績，但在另一方面，我卻是實施懷柔政策的高手。在和平的日子，我經常跟太座說以下的一番話：

我知道妳的辛勞，所以我很感激妳付出的每一分努力，也衷心感謝妳為這個家作出的貢獻。如果沒有妳，孩子們就不會健康

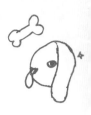

地成長，我們這個家也不會是一個如此溫暖的家。但妳也要知道，我在外面工作也一樣勞累，我經常一天工作長達 12 小時，為的也是這個家。我是家中唯一的經濟支柱，沒有了我，這個家也會倒塌。我們其實是為了同一個目標，在各自的崗位上飾演不同的角色，沒有了誰都不行。妳以為我不想多些陪伴兩名女兒嗎？如果我們把角色互換，妳出去工作，我留在家中照顧孩子，妳覺得能行嗎？

她自然知道答案是不可行的，所以從來不曾對這個表達和平意願的使者痛下毒手，但女皇可以把這段話記得多久，就視乎她的心情而定。

我在整本書的最後一個章節，寫下這個敏感話題，一方面是由於親子關係總不能欠缺父母之間的互動，冷落了嬌妻恐怕會構成欺君犯上的死罪。另外，我也想趁着這個渴望已久的日子，無拘無束地暢談內心的想法，為這本書畫上一個圓滿的句號。

在我執筆寫下這個章節的前一晚，太座和兩隻小鬼正好啟程飛赴英倫三島，探望她們的親朋好友。三名女性剛踏進機場海關通道之後，整個世界霎時間變得格外和平和寧靜，我瞬間尋回了十年來早已遺忘的自由。

第二天清早，就是寫下這個章節當天，我提起旅行袋，獨個兒遠走南丫島洪聖爺灣的一所渡假酒店，在那裏避世和寫作兩

天。我租住的客房在酒店的第三層，客房外設有露台，平緩的沙灘和開闊的港灣一覽無遺。那天是 2022 年 12 月的一個星期五，氣溫只有十二、三度，寒風刺骨，天色灰濛濛一片，偶爾還下起毛毛細雨，所以遊人寥落。

我是一個不怕寂寞的人，越孤寂反而越快樂，經常渴望退休後遠走紐西蘭南島的高山湖泊之間，出世逍遙。面對洪聖爺灣空無一人的沙灘，我感到彷彿身處世界的盡頭，心境泛起一片難得的舒坦與平和。

不少男性友人看見我在社交媒體張貼的照片，都恭喜我獲得了解放。畢竟，男士們都心領神會，片刻的自由也是一種奢侈品。能夠盡情呼吸新鮮的空氣，總比困在家裏要強得多。

我坐在露台雕了花的椅子上，一面喝着紅酒，一面思量着如何把最後一個章節寫得更特別，好讓讀者留下言有盡而意無窮的感受。陽台下的餐廳突然響起納京高（Nat King Cole）獨一無二的磁性歌喉，提醒我原來聖誕節已近，還讓我記起一兩年前的聖誕節，兩姊妹在商場裏對我說過的窩心話。可惜今年的聖誕節，兩隻小鬼不能和我一同渡過。

據說英國這年的冬天很冷，而且電費很貴。或許由於日有所思，聽着聽着納京高的搖擺爵士歌聲，在我腦海中出現的竟是 Beyond 樂隊的兩句經典歌詞。第一句是「今天我寒夜裏看雪飄

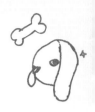

過」，吻合了身在彼邦的女兒們的狀況。另一句則是「風雨中抱緊自由」，完美地刻畫了我內心的雀躍。

我趁着這個不受打擾的時刻，好好反省了過去十年為家庭所作的貢獻，煞有介事地記錄在這個章節之中，待太座回來後作為呈堂證供，希望能洗脫多年的不白之冤。

除了努力工作、賺錢、寫作，為兩名女兒籌辦學費和嫁妝，為夫婦二人儲備退休後的生活費之外，我自問還真的不是一無是處。

大女兒仍在襁褓之中時，每天為她洗澡就是我的任務，另外也不時承擔更換尿片和餵奶等工作。後來我和其他人談起，才知道原來並非每個爸爸都有過這些經驗。

歷年這麼多次外出旅行，從旅途日程的編排、預訂機票酒店、在網上租賃汽車，到抵埗後在當地駕駛汽車往返不同地點、安排飲食娛樂，都是由我一手包辦。我儼然就是旅行團的領隊和司機，沒有了我，所有的旅遊都不會成行。因此，太座至少應該說，除了懂得當醫生、賺錢、寫作和當旅行團領隊外，我甚麼都不會做，才算是較客觀公正的評價。但是，這個列表還可以再加上校車司機、中文和數學補習老師、普通話訓練員、家庭御用攝影師、搬運技工等職務，進一步延續下去，只是由於篇幅所限，我決定放棄繼續誇耀自己的權利而已。

然而，我對太座指家中不需要一個醫生的說法，一直耿耿於懷，希望借機討回公道。事實上，家中因為有了我這個醫生爸爸，這十年間省卻了不少麻煩，也化解了不少危機。

　　早在兩個女兒不足一週歲之前，都曾從床上摔到地板上，大女兒更曾於一晚之內摔了兩次。嬰兒摔下床這種情況其實十分普遍，在急症室裏也經常遇到。嬰兒不能以言語表達自己的感受，父母恐怕子女受傷，把他們帶到急症室求診也是合情合理的事。摔倒之後，如果嬰兒狀況和平常沒有太大分別，四肢活動正常，頭皮沒有明顯的腫脹和瘀傷，也沒有神志不清、嘔吐、抽搐等現象，傷勢就並不嚴重，只要接受一段時間觀察，就可以出院回家。事實上，大部分摔下床的嬰兒都沒有大問題。我根據同一診斷原則，並沒有把她們帶到醫院拍這個照那個，只是留在家中緊密觀察。慶幸到了現在，二人各方面的發育均屬正常，證明當日我的臨床評估極為準確，毫無錯漏。

　　此外，兩隻小鬼在過往十年中，也毫不例外地發過不少次燒。小孩發燒是正常不過的事，而且燒到 39、40 度也並不代表特別嚴重。對醫學認識不深的父母，看到子女發了一兩天燒仍不退，都會焦慮得坐立不安，一兩天帶病童看兩三次醫生是常見的事。但對於一個專業的人而言，我從來沒有為兩姊妹發燒而擔心過，即使她們患上近年如《哈利波特》小說中佛地魔一般兇狠的那種傳染病，我也極少帶她們到醫院作檢查。唯一一次例外，就

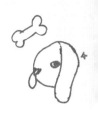

是這本書《高燒的迷思》那個章節中，大女兒持續燒了六天的那一次。

小孩發燒，大部分是由各種類型的過濾性病毒感染引起的，高燒兩三天不退是極常見的情況。除了發燒以外，如果伴有咳嗽、鼻水等病徵，同時沒有呼吸困難（Shortness of breath）、神志不清（Confusion）、抽搐（Convulsion）、反覆嘔吐（Repeated vomiting）等狀況，很大機會就只是上呼吸道感染，沒有甚麼嚴重的問題。兩名女兒加起來，過去最少發過十次燒，全部都是上呼吸道感染。除了大女兒口中那種「橙色的藥水」，我甚至從未給她們吃過止鼻水和止咳藥，因為這些藥物不會把疾病治好，只是讓她們舒服一點而已，而且實際效用也不怎樣。由過濾性病毒引起的上呼吸道感染（Upper Respiratory tract infection，簡稱URTI），是會自行痊癒的疾病（Self-limiting diseases），時間、休息和充足水分，就是應對這些疾病最有效的手段。病童若被有經驗的醫生診斷為上呼吸道感染，家長實在無須過慮，只需要耐心一點就足夠。

常言道，知識就是力量。正因為擁有專業的知識，當家中各人出現健康狀況時，我才可以運籌帷幄之中，泰山崩於前而不懼，冷靜地作出精確的評估和判斷，省卻了大量往返醫院的時間和精力，也免除了接受不必要檢測的風險和痛苦。如果醫生在家裏沒用，我真不知道家裏需要一個當何種職業的爸爸，才算有用。

這本書最後的章節到此終於完成了,它既是寫給讀者的一個故事,也是呈交給太座的自白書。這些語重心長的文字,能否發揮出構思中的作用,要到太座從英國回來後謎底才可以揭盅。我希望即使無法達成正面的效果,也千萬不要成為我的墓誌銘。

雖然我不是教徒,但希望以《聖經》的一句話作結:愛是恆久忍耐。一個家庭中的成員,如果都能以愛而行,互諒互讓,定能融化一切矛盾和爭執,一家人永遠開開心心地生活下去。

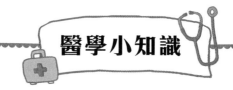

醫學小知識

醫生的診斷

在西方醫學中,正確的診斷(Diagnosis)可由病歷(History)、身體檢查(Physical examination)和檢測手段(Investigation)三種途徑獲得。傳統的醫學教育指出,憑藉一個詳細而全面的病歷,根本不需要任何檢測手段輔助,醫生就可以為大約七成的病症作出準確診斷。

醫生和病人談話,其實並不只是為了建立良好的溝通關係,而是要透過問診引導病人說出重要的病歷資料,從而把不相關的疾病排除掉,逐步把可能性收窄,最終找到唯一正確的診斷結果。

在還未完成這本書之前,我已經早有預感,料想得到這本書將會是我所有的作品中,最令我愉快、興奮和滿足的一本。只是到了完成之後,儘管那些形容詞全都準確無誤,卻完全無法表現真正的程度。

這本書除了記敘我和兩名女兒溫馨的親子互動片段,還闡述了相關的醫學知識和教養心得,所以無論對個人還是於社會,都具有正面的教育意義,我因而認為頗具流傳的價值。

最令我驚喜的是,這本書的創作過程本身就是一個難得的親子活動,令我們整個家庭獲益不淺。兩個小鬼自從知道我會把她們的趣事寫進書裏之後,便對自己有機會成為主角而雀躍萬分,並從那天開始主動和積極地參與書本的創作。這本書內文的所有繪圖,以及分隔三個章節的文字,都出自姊妹二人之手。不得不說,沒有她們的努力,這本書絕無可能獲得成功。

為了報答小鬼們所作的貢獻,我向她們承諾,把這本書某個百分比的版稅給予她們作為酬勞,讓她們了解現實世界的運作。這比現今流行的兒童職業學堂,更為真實,更為貼地。

鍾浩然

2023 年 6 月 18 日父親節晚上

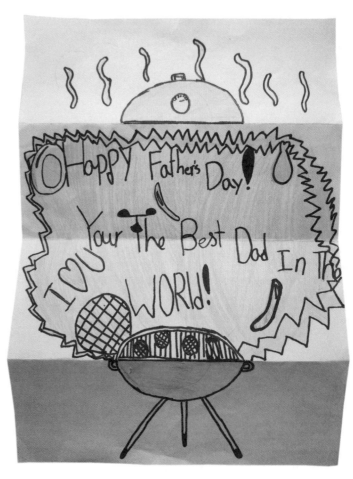

小女兒耐心地等待讀者看完整本書之後才說，這本書改變了世界的面貌。